緑内障の真実

最高の眼科医が「謎と最新治療」に迫る

深作秀春

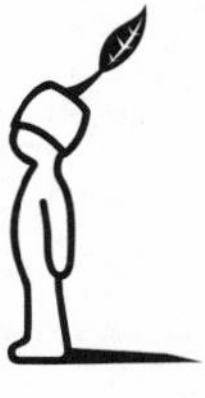

光文社新書

はじめに

長寿になったことで出てきた緑内障という病

目の病気は、病名を知っていても、その実態はよく理解されていないことが多いものです。その代表的な疾患が「緑内障」です。

１９５０年代の日本人の平均寿命は50歳代でした。その頃は、目の病気で失明する人や、もしくは目の病気で困る人は、今ほど意識されないものでした。当時は、いかに長生きするかが問題であり、命を長らえるための医療行為が大きな課題だったからです。

また、失明する疾患である緑内障は、50歳代以降で発症することが多かったために、長寿社会ではなかった日本では、目の寿命より命が先に終わるので、あまり緑内障が深刻な問題とならなかったのです。

現代はどうでしょうか。今や日本は世界でも最長寿国となりました。日本人の栄養状況が良くなったことと、がんや、心臓や脳などの命に関わる病気への治療法が格段に進歩したからです。

このような命を長らえる医療が発達する一方で、長い人生の生活の質を良くするために最も重要な、知覚情報の9割を担《にな》うといわれる「目」の健康問題が大きな課題となってきています。身体の平均寿命は90年になろうとしているのに、最も重要な臓器の一つである目の寿命は70年ほどしかなく、目の機能維持を怠《おこた》ると、視力を失った長い人生となりかねないからです。

喩《たと》えてみれば、車のボディーは10年でも20年でも持ちますが、よく使われるブレーキやライトなどが長くは持たないようなものです。車でしたら車検があり、定期的に検査して部品を交換していきますが、目ではそう簡単にはいきません。

さらに日本では、白内障や網膜剥離《もうまくはくり》や緑内障などの失明につながる疾患が増えただけでなく、発症の若年化も進んできました。

ところが、最も重要な臓器の一つ、目についての正確な病気診断や、ましてや目の正しい治療がおろそかになっているのが日本の現状なのです。

日本の緑内障患者は1000万人はいる

その問題ある目の病気の最たるものが「緑内障」です。日本での緑内障の発生率については、正確で確実な情報はありません。

かつて、人口移動の少ない岐阜県多治見市や沖縄県の久米島で行われた緑内障の長期疫学調査で、40歳以上で5%以上の罹患率《りかんりつ》との報告はありましたが、いずれも緑内障と診断したのはすでに重度になっていた方です。軽度や中等度の方の数は不明です。

仮に人口の5%以上の罹患率としても、人口1億2000万人の日本では、600万人以上の緑内障患者がいることになります。

現在の緑内障診断では、視野欠損が重要な要素となります。しかし、緑内障の異常の本体は、網膜神経節細胞（図1）や、その枝である軸索《じくさく》の視神経が障害され、神経線維の消失と

図1　目の構造（網膜神経節細胞と視神経）

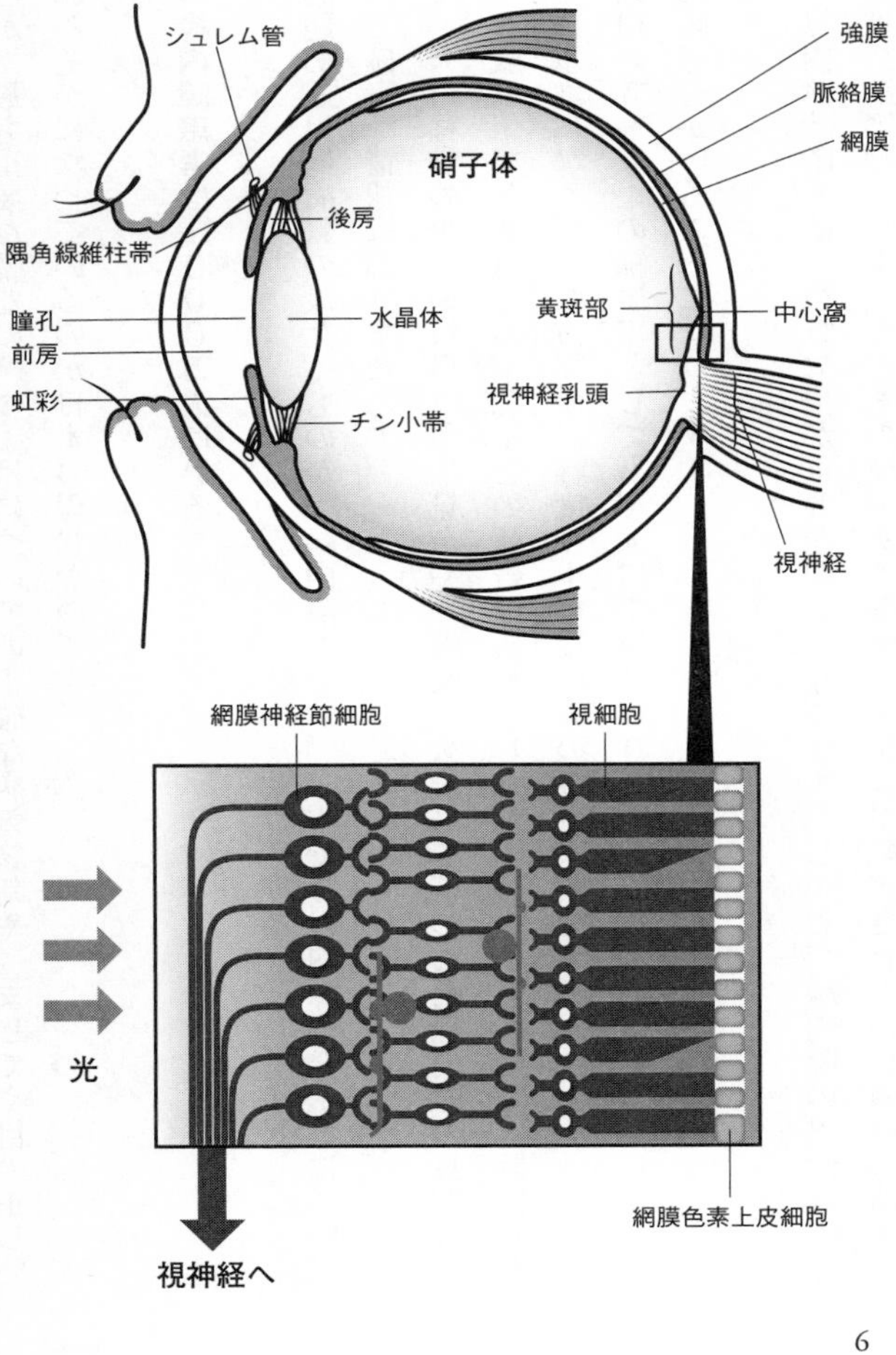

図２　視細胞（錐体細胞、桿体細胞）

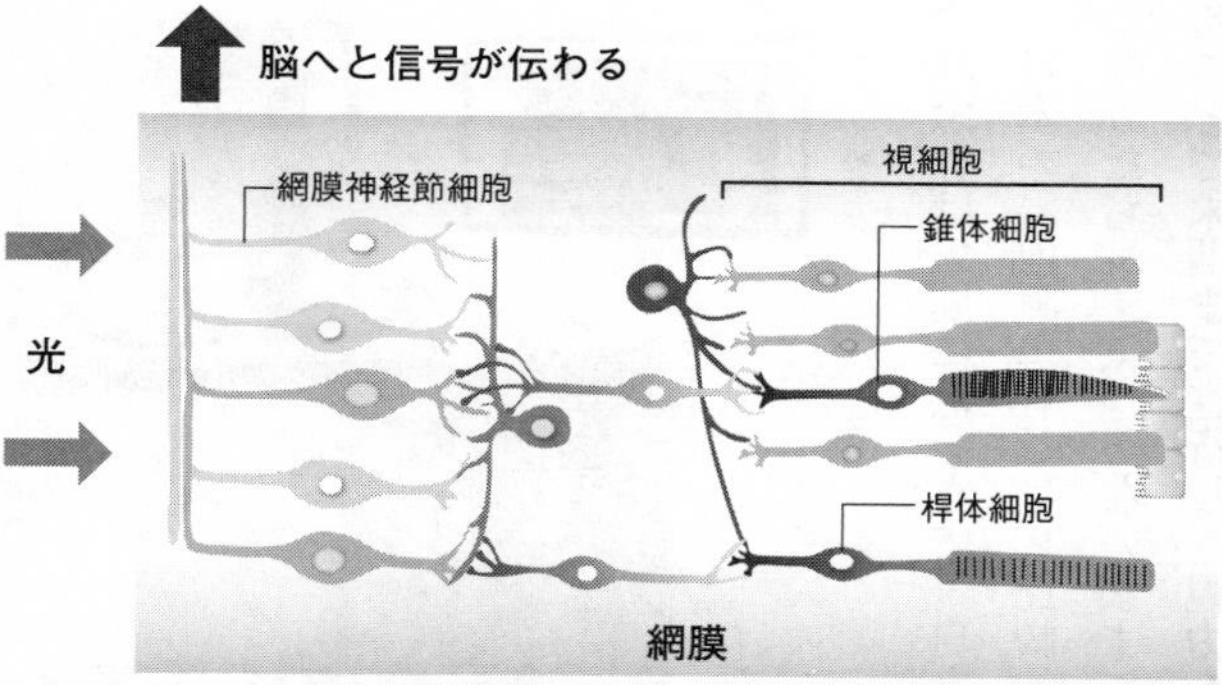

神経節細胞の細胞死が起こることなのです。これらは電気信号の伝達経路ですので、電気信号伝達障害となります。受け取った光を電気に変える視細胞（錐体《すいたい》細胞や桿体《かんたい》細胞、図2）から発生した電気信号を、視神経を経由して脳に伝えられなくなります。

視野計で測る視野欠損は、この網膜神経節細胞の機能評価だとされてはいるのですが、20％から50％近くの神経節細胞が障害されないと、視野異常が検出されないことが分かっています。つまり、視野に異常が出ない段階の緑内障を見落とすことになるのです。

日本の緑内障統計では、かなり進行した緑内障患者の数を対象にしていて、初期や中期患者は緑内障統計数から漏《も》れています。

あとで説明しますが、近年は、緑内障で障害され

写真A　OCT（光干渉断層計）

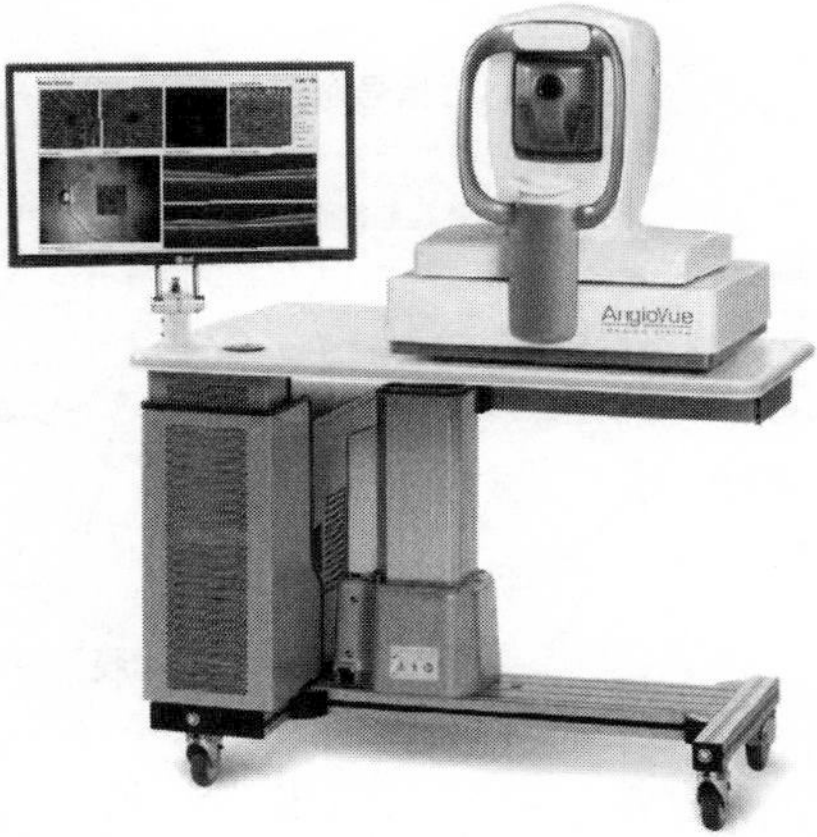

る網膜神経節細胞レベルのGCC（Ganglion Cell Complex：網膜神経節細胞複合体、P90・図24参照）障害を、OCT（Optical Coherence Tomography：光干渉断層計、写真A）で測定できるようになり、早期での緑内障診断がしやすくなりました。

ちなみに、アメリカの推計では、70歳代以上では、軽度から重症までの緑内障を入れると、約9割の方が緑内障を発症していることから、日本でも気づかないうちに緑内障となっている方々が圧倒的に多いと思われます。

緑内障患者は末期になるまで、自身の緑内障について気づかないのが普通です。私の感覚では、日本の緑内障患者数は、比較的軽い人も入れて1000万人以上はいると思っています。この方たちが、気づかないままに緑内障を発症して、治療もしないままに進行し、長生きすることで末期まで進行し、視力を失いかねない老後を迎えているのです。

日本の緑内障診断と治療の問題点

さらなる問題は、緑内障の本質を、患者だけでなく医師も、「眼圧が高くて起きる病気」としてしか認識していないことです。

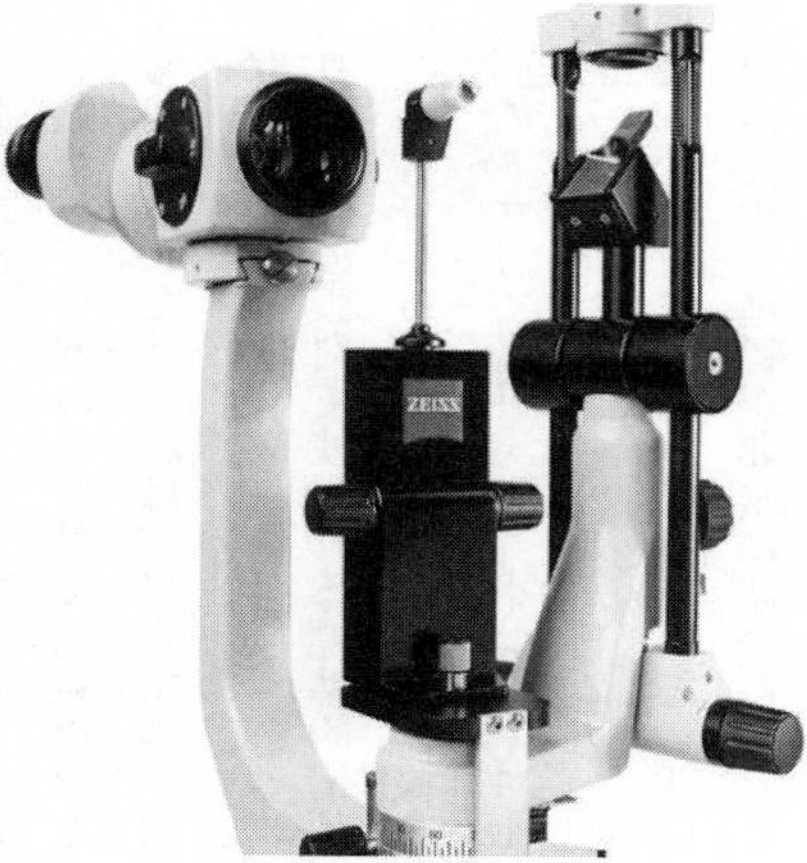

写真B　圧平眼圧計

圧平眼圧計《あっぺいがんあつけい》（写真B）を使って角膜の歪《ゆが》みで測定する患者の眼圧が、正常眼圧に比較して高いか低いかでしか見ていません。

患者も医師も、点眼薬で正常眼圧にするのが緑内障の治療だとの認識しかないのです。

しかし、眼圧は、角膜の厚みによって変動します。もともと正常眼圧の概念は、ドイツでドイツ人の患者の厚い角膜で測られたものです。角膜の薄い日本人では、角膜の歪みが異なり、眼圧は低く計測されます。

つまり、眼圧計測でさえ、日本では日本人に合った方法で正確に測られていないのです。

先にも触れた、日本の岐阜県多治見市などでの統計でも、緑内障になった患者のうち、7割は正常眼圧でした。これは、日本での正常眼圧の概念が間違っていることと、緑内障は眼圧だけが原因でないことを如実に示している事実なのです。

つまり、日本の眼科で使われる標準的情報だけでは、多くの方々が早い段階で緑内障にかかったことも分からないですし、たとえ緑内障にかかったことが分かっても、点眼薬を出されるだけなのです。長生きをすれば、いずれ失明する可能性のある緑内障の状態を、ただ漫然と受け入れるだけ、というのが日本人の現状でしょう。

このような状況で、緑内障は日本での失明原因の約29%とされ、圧倒的な失明原因疾患の第1位なのです。進行が非常にゆっくりとしていて、高齢になるほど緑内障の患者は増えます。つまり、繰り返しますが、1950年代のように平均寿命が短い間は、緑内障が発見される前に命がなくなっていたので、緑内障はあまり問題とならなかったのです。

しかし、今や90歳以上まで長生きするようになった日本人にとって、多くの日本人が、存命中に緑内障で視力を失うようになってきています。長寿国家の日本では、全ての日本人にとって、緑内障は避けては通れない、大きな問題となっているのです。

「緑内障で手術などできるんですか?」と言われてしまう現状

また、緑内障は70歳以上の高齢者だけの問題ではありません。白内障にしても、手術適応が、かつては60歳代以上の方が多かったのですが、現代では40歳代から50歳代の方からの手術適応患者が増えてきています。これに呼応するかのように、緑内障の発症の低年齢化も進んできています。

命を長らえても、視機能を失ったら、生活の質は極端に落ち、充実した人生を送れなくなります。緑内障と同じく、多くの方がかかる白内障は、目のレンズが濁《にご》る病気で、手術は患者が見え方で不自由を感じた時に行えばよいといえます。しかし、緑内障は、視神経の障害で視野が狭くなるわけですが、末期になるまで気づきません。知らないうちに徐々に進行して、ある日「異常に気づいた時には、時すでに遅し」となります。さらに「失われた視神経はもはや取り戻せない」のが、白内障とは違った怖さなのです。

緑内障も初期のうちは薬も効果的ですが、中期以降、そして末期ではなおさらに、薬では進行を抑えるのが非常に難しく、手術が必要となります。ところが、いくつもの方法がある緑内障手術を、適切にかつ完璧に行える眼科外科医が日本には非常に少なく、緑内障は治療ができない、と信じられているのが日本の現状です。

現実には、初期のうちに緑内障を見つけられないことが多く、患者が緑内障に気づいた時には、すでに末期になっていることが多い。緑内障の手術時期を失っているからです。ですから、早期に緑内障を発見することが、なにより重要です。

しかし、緑内障の進行が止まらない患者や、すでに中期に入った患者に、「緑内障の手術をしましょう」と、勧めると、「緑内障って手術なんてできるんですか？」と驚かれて、逆にこちらがびっくりすることもしばしばです。緑内障の正しい手術への知識が、患者サイドではほぼ皆無なのです。薬についてもほとんど正しい知識を持っていないだけでなく、手術についてはまるで情報を持つことができていないのです。

これは患者に限ったことではなく、日本の眼科医でも、手術の正しい知識を持っていないために、長期展望を持った、生涯にわたる緑内障治療の正しい計画が立てられていないのです。単に「眼圧が少し高いから点眼薬を出して眼圧を下げましょう」といった安易な治療を長年続けて手遅れになっている症例が数限りなくあります。

原因不明の病——とはいえ分かっていることもある

また、これほど当たり前の病気である緑内障ですが、じつは真の原因はよく分かっていない病気なのです。

日本ではいまだに緑内障とは「眼圧が上昇することにより、視神経が障害され、視力や視野障害が起こる病気」と考えられていると思います。たしかに、主に統計的な観察による多くの世界の研究により、眼圧上昇がまず間違いない原因だと考えられています。

ですが、それだけではなく、視神経への栄養や酸素供給のための血流不足、視神経への機械的圧迫、などが緑内障視神経障害の発症原因であると推測されているのです。

先ほどからご紹介している岐阜県多治見市での調査でも、緑内障発生者が人口の5%でしたが、その緑内障患者の7割が10㎜Hg（ミリ水銀柱）から20㎜Hgの間の正常眼圧だったのです。これはつまり、巷《ちまた》でいわれる「正常眼圧の値であれば緑内障が起きない」という認識は間違いだということです。

さらにいえば、眼圧だけが緑内障を起こす原因ではない、という事実を示しています。それなのに、日本の眼科医がこの事実の重要性を認識しないで、相変わらず「点眼薬で眼圧を下げましょう」といったワンパターンの治療をしているのです。長生きをすれば、緑内障で患者の目の寿命が尽きてしまうのは当たり前なのです。

つまりは、緑内障の原因を「眼圧が上がることによって起きる病気」から「何らかの理由により、視神経の出口である篩状板《しじょうばん》（図3）付近に異常が生じて、神経線維、神経節細胞が障害する病気」と捉え直すべきです。

高眼圧への治療はもちろんですが、緑内障の他の原因であるだろうと欧米の眼科学会で示《し》唆《さ》されてきた、視神経での「血流低下」や「機械的圧迫」への治療や予防法が重要となってきているのです。

視神経が通る篩状板という、眼球強膜《きょうまく》に連なっている組織の、圧変形による神経圧迫が、緑内障の視神経障害の大きな原因である、ということは、電子顕微鏡所見で以前から分かっています。現実に私の多くの経験からも、早い段階から、眼圧のみならず、いかに機械的圧迫を減らすか、いかに血流を増やすか、などへ対処することで、ほとんどの緑内障は治療できることが分かっています。

さらに、眼圧のコントロールにおいても、いたずらに点眼薬に頼るのではなく、手遅れに

図3　篩状板

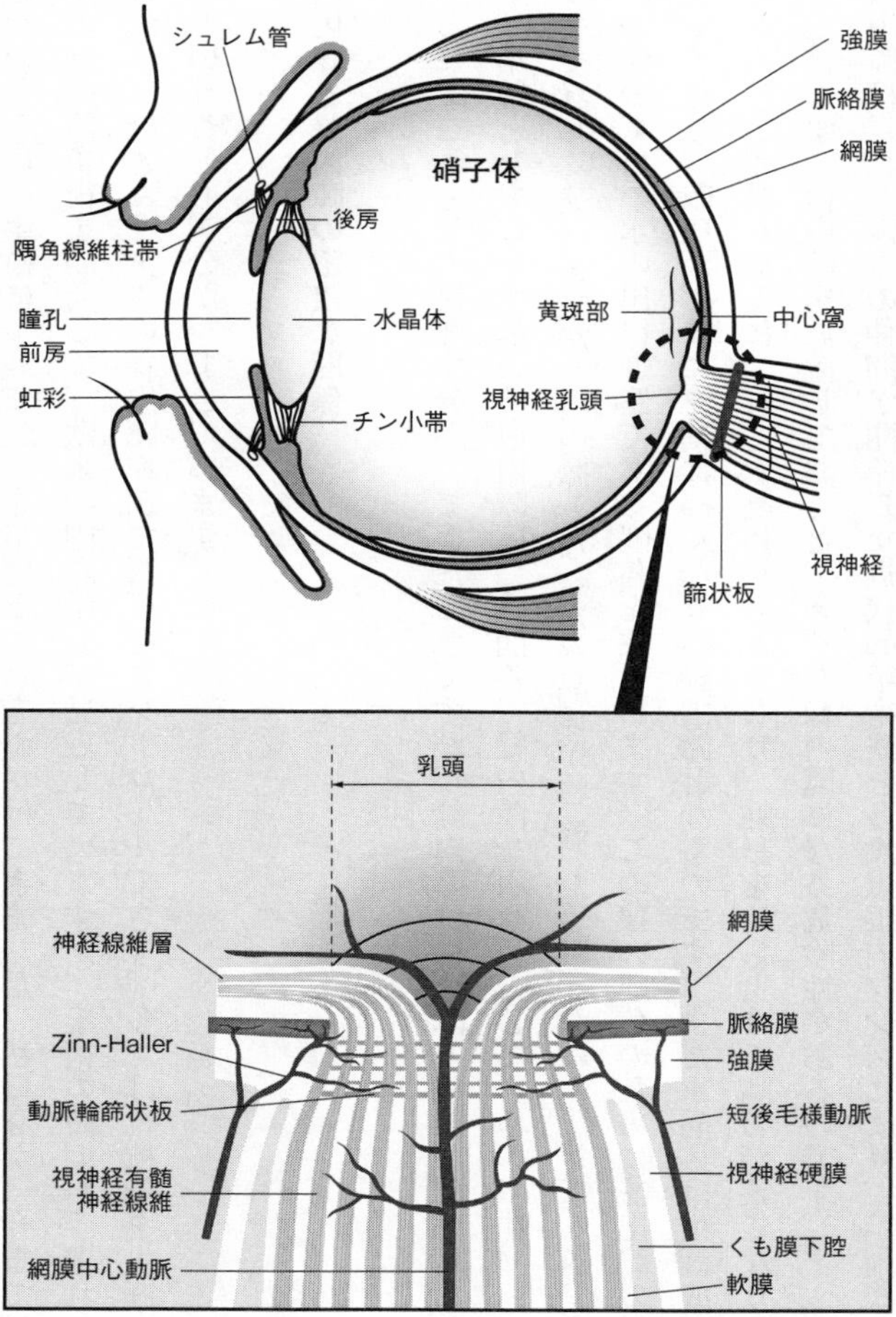
シュレム管
強膜
脈絡膜
網膜
硝子体
後房
隅角線維柱帯
瞳孔
水晶体
黄斑部
中心窩
前房
虹彩
視神経乳頭
チン小帯
視神経
篩状板
乳頭
神経線維層
網膜
脈絡膜
Zinn-Haller
強膜
動脈輪篩状板
短後毛様動脈
視神経有髄
神経線維
視神経硬膜
くも膜下腔
網膜中心動脈
軟膜

ならないうちに、手術によって眼圧を下げることを心がけてきました。私自身が、今までに多くの緑内障手術を開発して、欧米の国際学会で発表していますが、手術の時期が手遅れでなければ、ほとんど全ての緑内障症例で眼圧をコントロールできて、多くは視機能を生涯守れるということも、分かってきています。

白内障と緑内障の密接な関係

さらに、これも私の研究で分かってきたことですが、緑内障は白内障と密接な関係があります。年齢とともに必ず起こる白内障は、時間差で緑内障を引き起こしているのです。

本文で詳しく述べますが、白内障となった水晶体が膨隆《ぼうりゅう》して虹彩《こうさい》を持ち上げて、虹彩と角膜の間の、目の水の出口通路である隅角《ぐうかく》を狭くします。この狭い隅角のために流出路の抵抗が高くなり、眼圧が、特に夕刻に高くなり、緑内障となるのです。また水晶体は生涯成長するために、年齢を経るにつれて水晶体が大きくなり、虹彩を持ち上げて隅角が狭くなり眼圧を上げます。白内障を放置しておくと、多くが緑内障になる危険性があるのです。

白内障は、私と欧米の仲間が開発した近代的手術法と多焦点眼内レンズにより、手術後は裸眼で全てが見えるような最高の視機能向上を得られています。

特に、視野の狭くなった緑内障患者の白内障手術では、同じ軸上で全ての距離からの情報を得られる新型の多焦点レンズを移植することで、視野の狭い緑内障患者であっても、眼鏡のいらない快適な裸眼生活が得られています。緑内障の治療のためにも、いつまでも白内障を放置しないほうがよいのです。

自分の目を守るために正しい知識を持つ

このような白内障手術だけでなく、私自身が多くの緑内障手術を開発して、世界レベルでの治療法が発達してきているのに、日本では「根本治療ができない病気である」とあきらめる場合が多いのです。世界の先進国では、私が開発した理論や眼科手術法などが普及しつつありますので、これを駆使して、今や欧米世界では、緑内障は失明しない病気になりつつあります。先ほども述べましたように、日本では失明原因の約29％が緑内障であるのに、たとえばアメリカでは失明原因の8％が緑内障です。正しい緑内障の手術療法が普及すれば、日本人の緑内障での失明も減ると思うのです。

一方のわが日本では、緑内障が、視野欠損に気づかないままに、徐々に失明に近づいていく病気でありながら、多くの方々が正しい情報を知らないがために放置しています。正しい早期診断と早期治療を受けられないために、いたずらに失明に至ることを待っている状況なのは、非常に残念なことです。このような他の先進諸国と差がある、日本の緑内障患者の方々を何とか助けたいとの思いで、緑内障をより深く掘り下げて啓蒙し、失明の恐怖から救おうと、この本を書くことにしました。

自分を守るには、正しい医学的知識を得ることです。特に、ほとんど全ての方が正しい知識を持っていない緑内障の正しい治療法について、一般向けではあっても内容は世界最先端の知識を伝えることが、非常に重要であると思っています。

この本は、世界先進国で眼科医向けに出された英語の本や論文、さらに世界最先端の国際眼科学会で結論づけられた知識や技術について、さらには私自身が開発して世界中で教育している緑内障の知識や手術方法について解説しようとしたものです。

内容はできうる限り平易な書き方をしました。しかし、多くの方は難しいと感じるかもしれません。しかし、この「本当に正しい緑内障治療」について知ることは、長寿社会に入った日本人が、１００年にも及ぶ自分の生涯にわたって、充実した生活を送る上で、最も重要な目の機能を守る礎《いしずえ》になる、と思うのです。

全ての方々が罹患する可能性のある、緑内障への正しい知識と治療法について目を開き、生涯にわたる良い視機能を守っていただきたい、と切に願います。最先端の内容は難しいと思いますが、できるだけ目の前の患者に語りかけるように、分かりやすい言葉を選ぼうと思います。ぜひこの本を読んで、皆様の目を守る一助にしてください。

これから本文を通して、少しずつ緑内障を通して眼科の深淵を解説していきます。そして、この知識により、皆様が緑内障の予防や早期発見が可能となり、最も正しい緑内障治療を受けることで、一生涯よく見える生活を送り、充実した人生を過ごされんことを祈っております。

目次

プロローグ――「本当のことは隠されていることが多く、真実は探す努力をしなくてはならない」 33

第1章 緑内障とはそもそも何なのか?―― 43

第2章 目の不具合、目の検査

第3章　緑内障を診断する

本文図版作成・キンダイ

プロローグ——「本当のことは隠されていることが多く、真実は探す努力をしなくてはならない」

日本人に欠けている理性的な批判的精神

かつての日本にはお互いを信頼して、謙虚で、人を騙《だま》さず、お互いが助け合うという、孟子が説いた「性善説の時代」がありました。

現代はどうでしょうか。日本人は世界を旅行すると、多くの観光地で騙されます。たとえば、かつて人気の香港旅行では、レストランやホテルでさえ、「日本人価格」がありました。つまり、地元や中国、もしくはお金にうるさい欧米からの観光客には正規料金を示しますが、日本人の観光客には約2倍の値段を平気で示し、初心な日本人はそれに唯々諾々《いいだくだく》と従ったものです。抗議したり値切ったりすれば格好悪いということなのか、日本人ばかりが騙されて、法外な値段を支払っていました。

私はこのような疑わない日本人の気質を、じつは心地よいと思っています。何よりも楽だからです。海外から日本に帰ると、緊張が取れて楽になるのを感じるのです。

私は子どもの頃から世界に憧れていて、高校を出たらすぐに海外に行きたいと思うくらい憧れ、進路も「海外に行ける」という基準で選びました。このため、高校を出るとすぐに、世界に出ることのできるパイロットになるため宮崎の航空大学に入学しました。しかしこの後、オイルショックなど社会におかしなことが起きたため、パイロットの採用が控えられ、医学部へと転身しましたが、今度は医師として海外に行きたいと、アメリカで医師修業をしたものです。

この時にしみじみと思ったのが、日本人は信じやすく騙されやすいということです。これは良い面でもあるのですが、多くの場合、起きたことに自己責任を持てない、無責任な人であると評価されかねないこととなります。

その後、眼科を開業してからも、日本と海外を行ったり来たりしてきました。世界から比べれば日本が心地よい世界であることに変わりはないのですが、世界基準から見ると非常に危なっかしい存在です。特に、最近の日本は、世界との競争と、かつ近年のコロナ禍により、国内の世相が非常に荒《すさ》んできています。良い世界基準を身につけないままに、悪い意味での世界標準の様相を帯びてきたのです。

つまり嘘をついたり、人を騙すなど、悪いことを平気で行う人々の世の中、いってみれば「性悪説の世界」になってきている、と残念ながら感じます。しかも世界基準と違うのは、日本人は大人の理性的な批判的精神に著しく欠けているということです。その典型的な表れは、いまだに善良なる市民が、唯々諾々と、権威と呼ばれるものの幻想に、盲目的に従っていることに見て取れます。

たとえば医学でいえば、大学などの研修病院は、手術の練習などを通して技術を習得する学校なのですが、大きな建築物に圧倒されてか、大学病院が常に正しい最高の治療をしていると錯覚しています。私は、研修病院は必要だと思います。手術の練習もやむを得ないとも思います。しかし、この必要性はあくまでも「必要悪」だと思うのです。ゆえに、患者に真の情報を隠すことは、やってはいけない悪だと思います。

具体的にいけないと思うのは、研修病院が「患者で練習する施設だ」という最も重要な事実を患者にはっきりと具体的に伝えずに、隠していることにあります。日本は古い国で良い面も多いのですが、表面上は美しく見せて、裏では汚いことをしていてもそれを隠すという文化が、当然のように受け継がれています。

しかし、病気を治すという絶対真理がある医療に関しては、この「情報を隠す」とか、「裏で本音を示す」などということは、やってはいけないことだと思うのです。患者が治療を受けてから、こんなはずではなかったと気づいても、もう遅いのです。

研修病院は練習の機関であるという事実

研修病院は研修（練習、学習）機関として、「患者を使って練習している」という真実を明らかにして、患者に納得してもらう説明が必要でしょう。この矛盾が最も顕著に出ているのが眼科であろうと思います。眼科は本質的には外科であり、執刀医の手術経験の件数や手術後成績は重要な要素ですが、真の情報は表に出ないのです。

患者もまさか、私のように世界中で20万件も手術を経験している眼科外科医と、数十件の経験しかない経験の浅い研修病院医師とで同じ手術結果が得られるとは思っていないでしょうが、漠然とした期待を抱いて「先生にお任せします」と言っているのです。

アメリカなどでは、医師の技量に経費を払いますので、私のようなトップランクの外科医を指名すると、手術代金は非常に高くなり、大学病院の研修医のランクは低いので、手術はほぼ無料になります。このことは十分に説明され、練習台になる代わりに手術費用がほぼ無料となることもあります。これは双方が納得していることであり、医療費の高いアメリカでは、研修病院でそこそこの手術を安く受けることは理に適《かな》っています。さらに、その際には、私たちのような手術のできる医師が指導するので、結果も悪くはないのです。

一方で、見方を変えれば、日本は眼科手術代が世界で最も安いのに、20万件も経験のあるトップランクの私のような医師に、研修病院医師と同額の安い費用で、最高の手術をしてもらうことができます。患者にすればこんなに良いチャンスはありません。

ですから、患者も、このような厳しい判断を求められる現代世界では、十分な情報を集めて、自分の判断、つまり医師の選択や施設の選択にも、自己責任を持たねばならないのです。正しい自己判断が、最高の手術結果を得られる肝《きも》となります。

このような矛盾をはらんだ日本において、日本の医学の中で、特に世界基準から遅れている眼科治療が、多くの面で矛盾を抱えていることは当然なのです。

「非常識」が「常識」のように語られる、日本の眼科医療

現在の日本での失明原因は、2016年度統計で第1位が緑内障で、失明者の28・6%とあります。2013年度での失明原因第1位はやはり緑内障で、21・0%でした。3年間の比較で単純に言っても、緑内障患者で失明する人は増えているのです。

それはそうでしょう、日本では、「緑内障は長生きすれば最終的に失明する病気である」と患者ばかりか眼科医もそう捉えているからです。緑内障治療の点眼薬は、失明に至る時間を先延ばしにしているだけだと、（本当のことではありますが）冷めた目で捉えているのです。そもそも、「数多くある緑内障の手術術式をすべて使わないと、眼圧のコントロールなどできない」といった世界の眼科外科医の本音の議論など、日本の眼科の中では聞いたこともないのです。

他方で、欧米の先進国の統計を見ると、失明の第一原因は加齢黄斑変性《かれいおうはんへんせい》（ＡＭＤ）で、約20％であり、緑内障は約８％となっています。日本でも多くの加齢黄斑変性患者はいるのですが、眼科医が患者を見つけることができないだけで、少ないわけではありません。しかし、世界の欧米先進国では、緑内障での失明が少なくなってきているのは確かです。

これは私などが、多くの緑内障の治療方法や手術方法を欧米の学会で発表し、それを欧米の医師が学んでおり、有効な緑内障手術を施行できる眼科外科医が増えていることが理由なのです。

「はじめに」でも書きましたが、日本では患者に「緑内障の手術をしましょう」と伝えると、「手術なんてできるんですか？」とこちらが驚く反応を示すことも多いのです。「緑内障になると、手術はできず、点眼薬を使うだけで、いずれ失明すると思っていた」と患者が言います。

これこそが、世界の先進国の眼科と極端に異なる緑内障への対応なのだと思います。つまり、非常識が常識のように語られるのが、日本の眼科医療なのです。これでは、日本人は長生きすれば、どんどん緑内障で失明していくだけなのです。

さらに、眼圧に関する捉え方の間違い、また、眼圧以外の治療法の可能性についての検討が、日本ではほぼなされていないことについても、「はじめに」でも触れました。

眼圧をとってみても、眼内の圧だけでは不十分であり、眼外の脳脊髄圧《のうせきずいあつ》とのバランスが、篩状板での視神経軸索の障害に関係します。また篩状板を出た視神経軸索は、髄鞘化《ずいしょうか》されて太い視神経になり、より栄養や酸素の供給源である血流の障害を受けやすいと推測されます。この血流に対して効果的と思われるサプリメントを、末期の視神経障害の強い緑内障患者に調合したことにより、驚くほどの視力改善の効果の出ている方もあるのです。

もともと私は、緑内障手術法の世界的な開発者ですが、さらに緑内障を治療するために、眼圧だけでなく、他の治療法を開発しています。血管新生緑内障などの、眼圧コントロールが非常に困難な方への新しい手術方法も開発して、今までは眼圧降下治療が不可能とされてきた方々をも、眼圧を安定させて、救ってきました。

今回の本を書いた理由は、真実の情報から引き離され、治療をあきらめていたり放置されていたりする患者たちに、緑内障の本質的な知識を伝え、手術などを含む最良の治療選択肢を紹介しようと思うからです。これによって、地図もなく富士の樹海に迷い込んだような緑内障の患者たちに、最良の案内図をお示しすることができると思います。そうして最良の治療を選ぶことで、長命化を迎えた日本においても、患者が生涯にわたって最良の視機能を保全できるに違いありません。

患者の皆様方が、隠されている真実に触れ、最高の視力を持って実り多い人生を送ってほしい。それを願って、毎日毎日、診療と手術で早朝から深夜まで患者と向き合いながら、睡眠時間を削ってでも患者を救うために原稿を書きました。その願いが実現してこそ、この原稿を書いた甲斐があるということであり、私にとってもこれほどの喜びはないのです。

第1章　緑内障とはそもそも何なのか？

目の構造を知ろう

緑内障について知るために、まずは、なじみのない目の機能について知識を深めることから話を始めましょう。

目は、カメラやビデオにおけるレンズやフィルム、そして信号を電気信号に変えるセンサーと同じような働きをします（図4）。この電気信号は、カメラやビデオでは、モニター上で色光《しきこう》の信号に変換され、皆さんはモニター上の映像を見ています。

これと同じことが、脳でも起きています。視細胞で受容した光は電気信号に変換され、視神経を通じて脳へと伝えられます（図5）。こうして伝達された情報を脳内で処理し映し出したものを、私たちは「見ている」わけです。

目の表面の角膜は、透明な組織であり、奥の虹彩の色が透けて見えています（図6）。日本人の虹彩は多くが焦《こ》げ茶色なので、「黒目」であり、メラニン色素の少ない白人であれば、血管からの色が反映して青い虹彩の色が見えるため、青い目となります。

目の病気は多くあります。

図4　目とカメラ

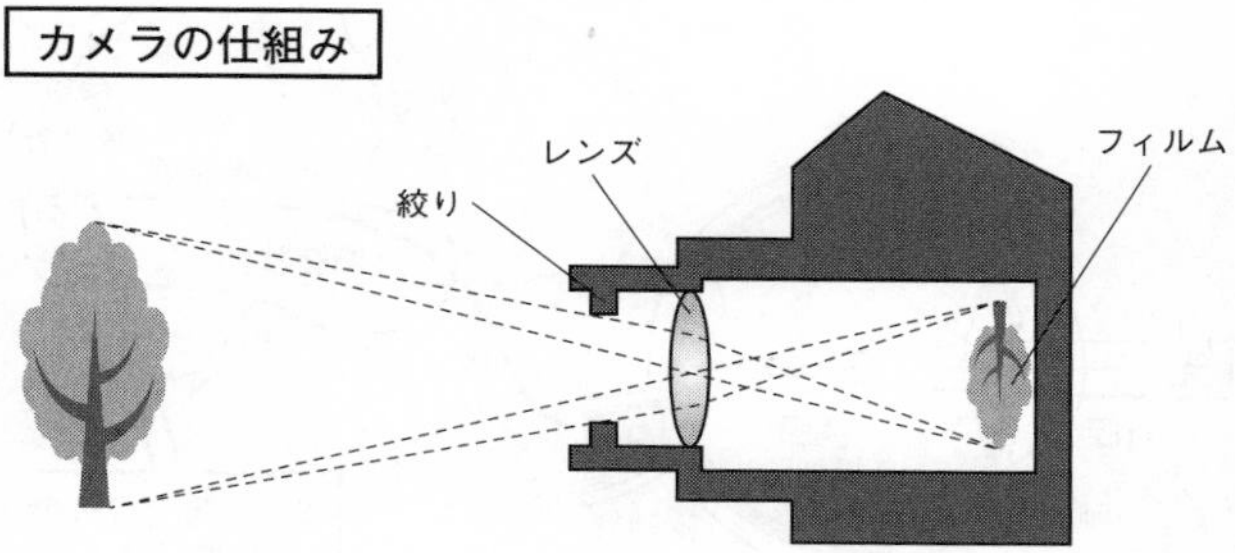

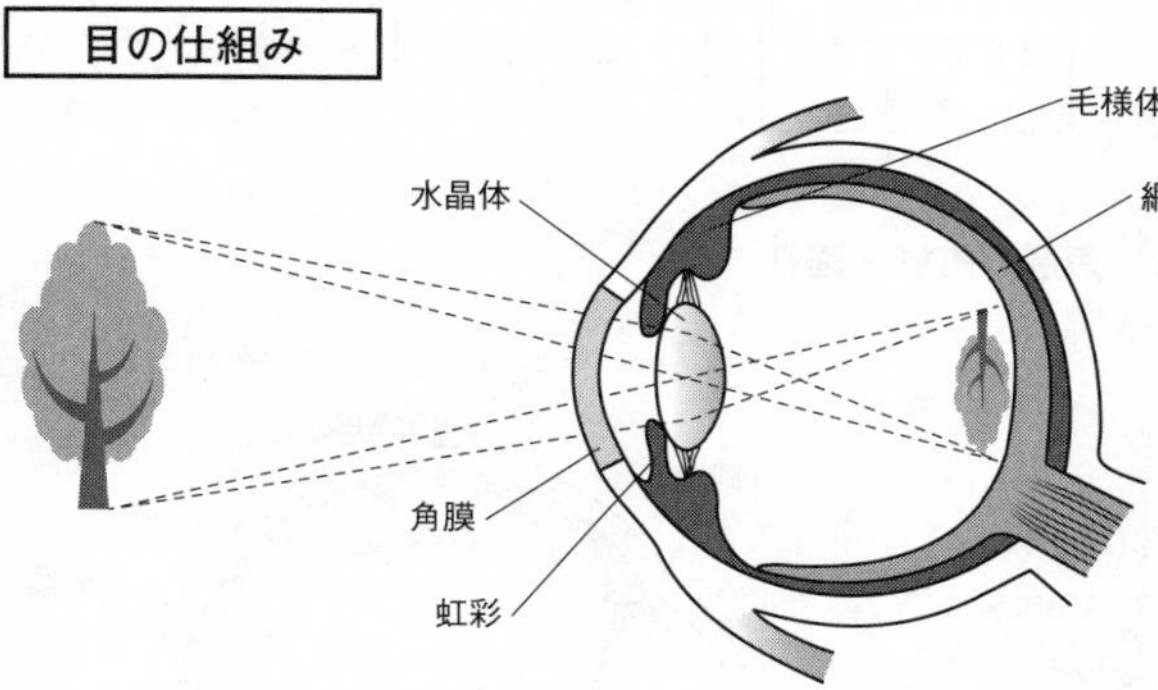

角膜と水晶体がカメラにおける「レンズ」、虹彩が「絞り」、網膜が「フィルム」の役割を果たしている。

図5　光は電気信号に変換され脳へと伝えられる

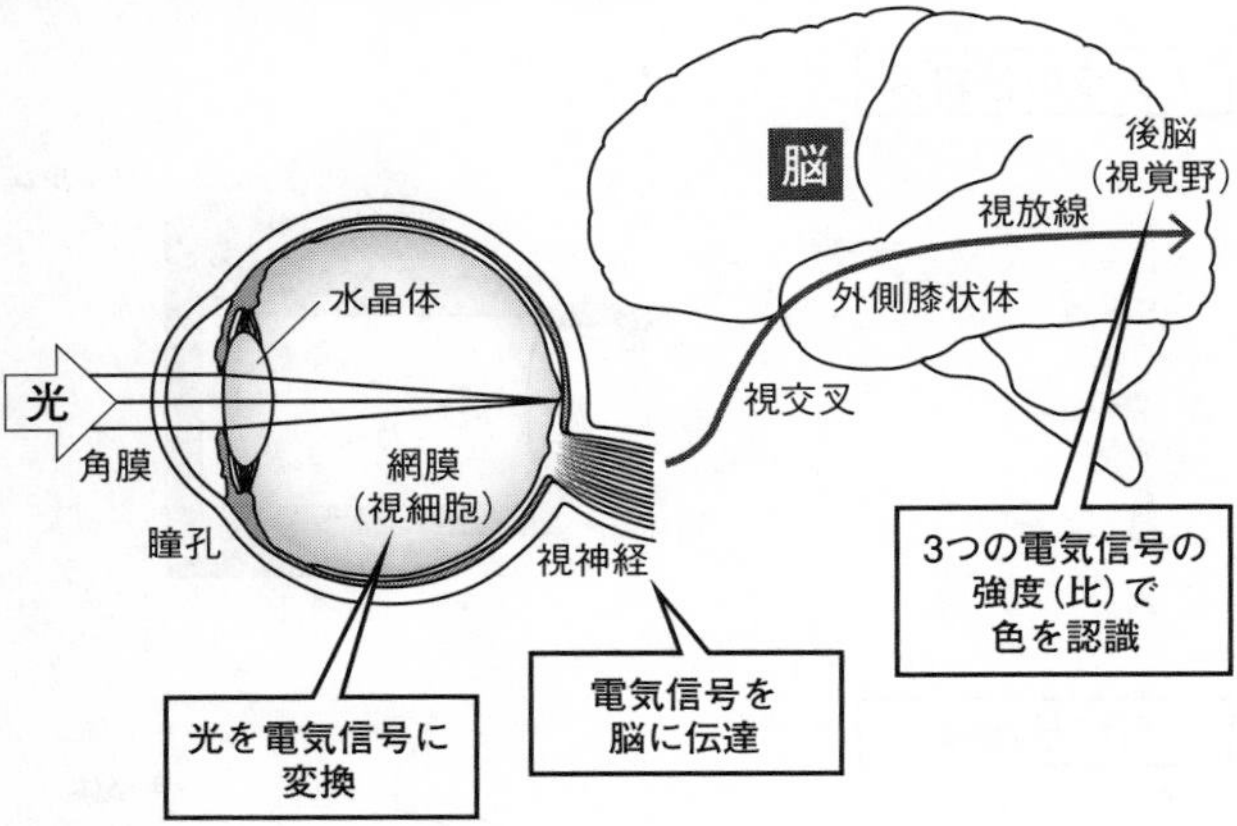

図6　角膜と虹彩・瞳孔

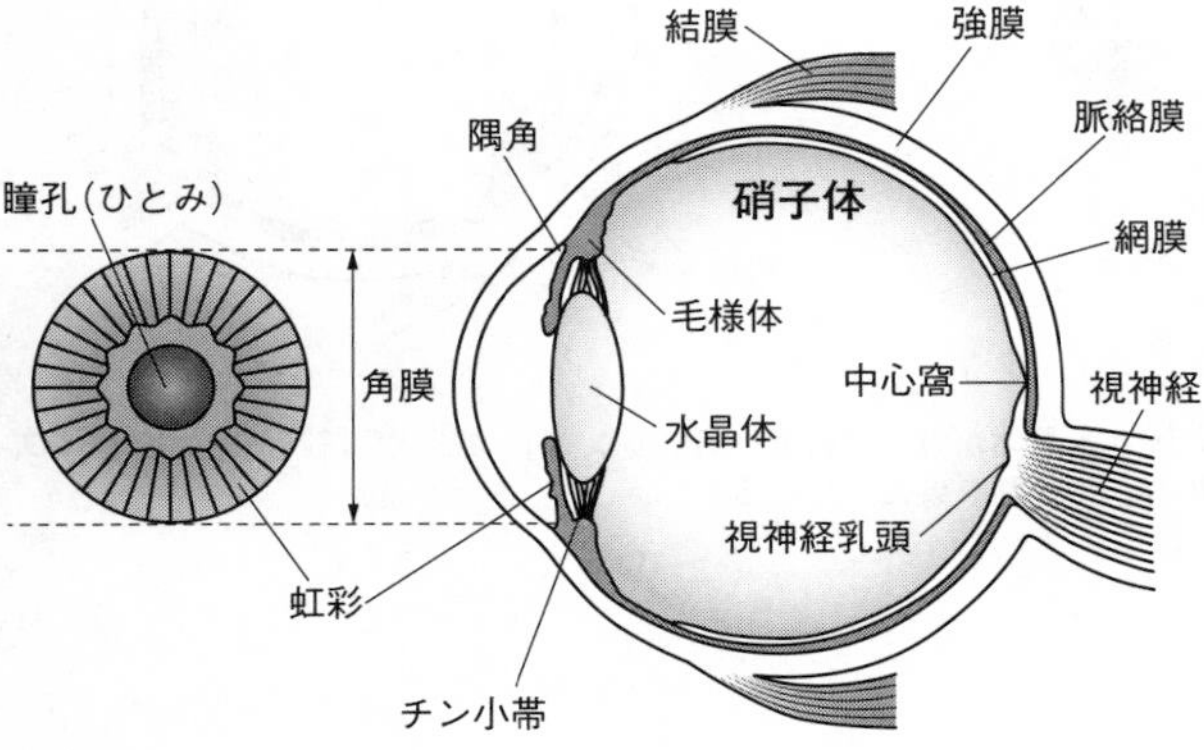

角膜の奥にはレンズがあり水晶体と呼びます。このレンズ（水晶体）が濁る病気が、白内障です。白内障は、じつは緑内障と密接な関係があるので、この病気は重要です。なぜ白内障が緑内障を引き起こすかについては、のちほど詳しく述べます。

白内障になれば、手術で治すことができます。超音波乳《にゅう》化《か》吸引術《きゅういんじゅつ》（図7）という方法を使い、水晶体カプセル内の濁った硬い核を乳化して細かく砕き、これをチップの中央の部分から吸い出します。さらに水晶体カプセルの内側に残った薄い皮質を綺麗に吸引して取り除きます。

また、これは上級者のテクニックですが、残ったカプセルをピカピカになるまでクリーニングします。この上級者のテクニックができないと、多焦点レンズの移植術後に良い視力は出ません。

手術の技術力は、術後視力の出方に極端に影響します。ですから、多焦点レンズが良いと思って手術したのに、遠くも近くも、どの場所もよく見えないなどということが起きるのは、その白内障手術が上級者の手術ではないからなのです。

見る対象物から反射や透過した光が、角膜や水晶体を通って目の後方部分の網膜に届きます。平行光線は角膜と水晶体で内側に曲げられます。ちょうど光が網膜上に集まれば、焦点

図7　超音波乳化吸引術

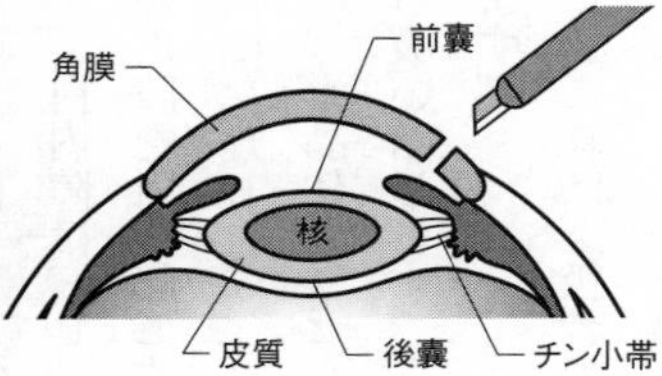

眼球を切開し、
水晶体の前嚢を切り取る。

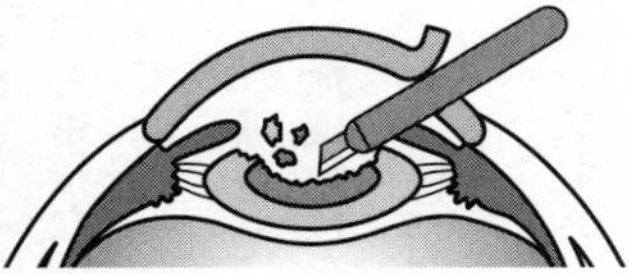

水晶体の核と皮質を超音波で砕き、吸引して取り出す。
後嚢とチン小帯は残す。
後嚢をクリーニングする。

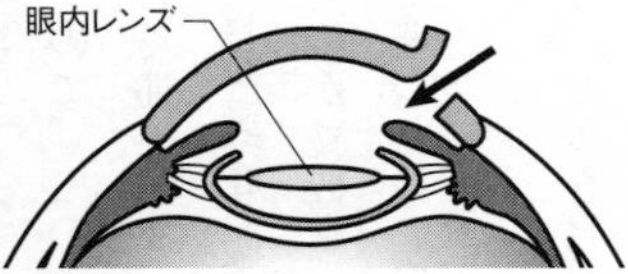

残した後嚢の中に、
眼内レンズを挿入する。

図８　３種類の錐体細胞

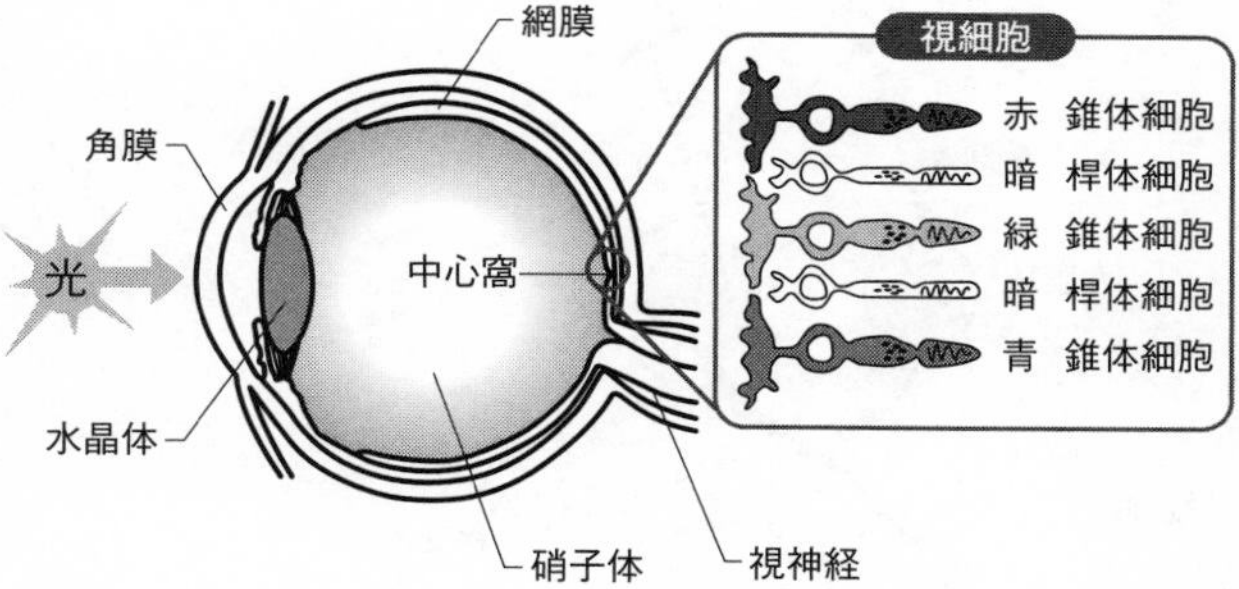

錐体細胞は色を識別する機能と細かな物を見分ける機能があり、明るいところで物を見る際に働く。桿体細胞は暗い所で物を見る際に働き、明暗の反応に長けている。

が合っています。

網膜には、光の刺激でタンパク質を分解して光信号を出す細胞があります。見るのに主に使うのが、３種類の錐体《すいたい》細胞という錐体コーン状の細胞です（図８）。

この細胞は、それぞれ異なる波長の光に感受性があります。主に赤光、緑光、青光です。赤は長い波長の光で、緑は中間の波長で、青は短い波長の光です。それぞれに引き起こされる電気信号の強さの比によって、脳細胞が光の特性を判断します。

つまり、３種類の錐体細胞があることで、微妙な光波長の差を感じることができ、脳細胞は約１００万種類もの色の差を感じることができるのです。

図9　視神経は電気信号を後脳（大脳視角野）へ伝える

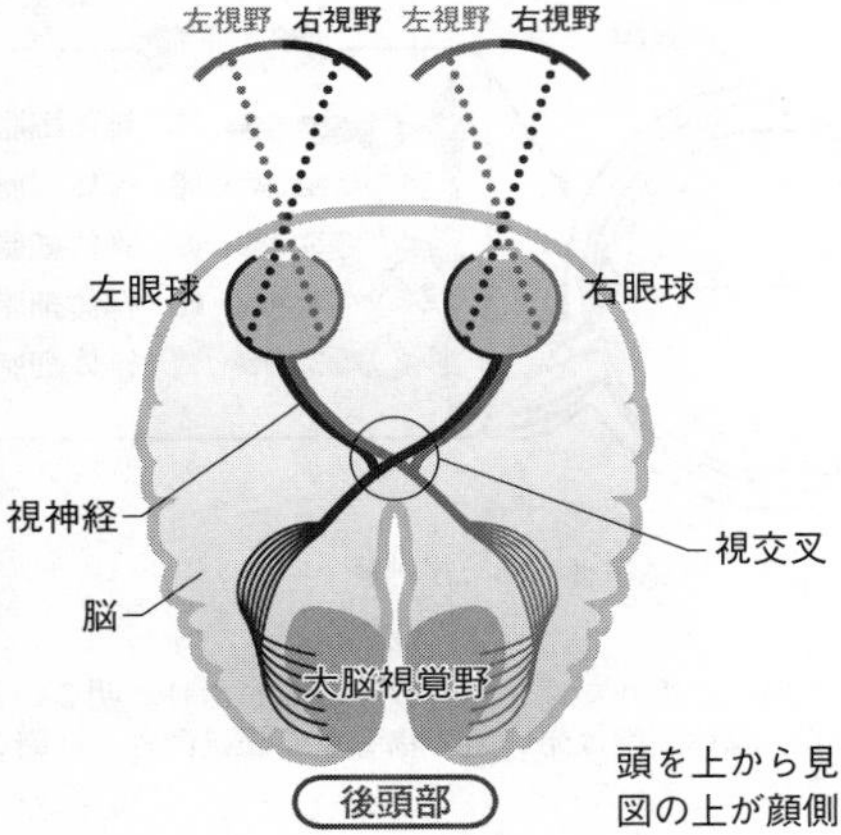

頭を上から見た断面略図
図の上が顔側・下が後頭部

いったん光から電気信号になると、電気信号は頭の後ろの後脳に運ばれます（図9）。ここで、得た信号から、物の色だけでなく、長さや傾きや太さなど、多くの要素に分解されて、約1億個の脳細胞に情報が入ります。

いったん多くの要素に分解された信号は、側脳《そくのう》にて再度イメージを構築され直します。形のイメージ情報が構築されて、前頭葉がこれを「何であるか」解釈します。この操作がごく短時間で行われ、「見える」ということが完成されます。

ですから、目は感覚器だといわれます。何億個もの細胞が集まった、カミオカンデみたいなものでしょうか。そしてそれを解釈するのが脳です。ですから、「見る」ということは、最終的には脳の判断なのです。

脳は勝手に解釈する――緑内障の発見が遅れる理由

脳は情報を操作します。

たとえば、足のない女性が机に座って事務を執《と》っていたとします。あなたは部屋に入り机に座る人を見ます。見えているのは上半身だけで、下半身は机に隠れています。それを見たあなたは、机の下にスカートから伸びた足を、自然な感覚で見るかもしれません。実際はあなたの脳が、勝手に映像を作り、「見えた」と感じるのです。

緑内障という病気でも同じことが起きます。

緑内障の症状として、視野が狭くなるということがあります。見える範囲が狭いということです。視神経の障害部位に合わせて、見えない部分があるのです。

ところが、脳は記憶に基づいて、見えない部分を、見えているかのように解釈することがよくあります。また、片目でなく両眼で見ると、両方の目で補い合うので、さらに視野障害を感じなくさせます。

じつはこのことが、緑内障の自覚的発見を遅らせるのです。せめて、片目ずつ隠して物を見てみるという習慣をつけないと、緑内障の発見はひどく遅れます。自覚症状が出てきてから来院したのでは、もはや遅すぎるのです。自覚症状を感じた時は、緑内障は末期となっていることが多いのです。

もっと極端なことも言いますと、ほとんど見えなくなった方でも「見える」ことがあります。従来見えていた方が、後天的に失明すると、脳は目から来る信号がなくなるために、こらえきれなくなって、側脳が自発的に、勝手に電気信号を発することがあるのです。

この電気信号を、前頭葉は「物を見ている」と判断することがあります。見えなくなった方が、「目の前に人間が見える」とか、「好きな車が見える」などと言うことがあります。これを聞いた親族は、精神疾患にかかったのかと驚きます。でも、心配はいりません。見えなくなった方の4分の1ほどの方が、こういった幻視《げんし》を見るのです。とはいえ、そんなことを言ったら心配をかけると思い、周囲の人に言わずにいるだけなのです。

緑内障とはどんなイメージ？

ところで、多くの人は、緑内障について、怖いというイメージは持っていても、どういう病気かはよく分かっていないと思います。一方で、緑内障よりも分かりやすいのが、年を取ると誰でもかかる白内障です。

白内障は、人間だけではなくて、動物でもかかります。たとえばペットであれば、寿命が10年ちょっとといわれる犬でも、最近はそれより長生きする飼い犬は多くなっています。栄養も良くなっており、住む環境も良いせいで、自然界の仲間より長生きします。

すると、命より短いとされる目の寿命が来て、白内障になるのです。目が白くなっている犬を、見かけた方も多いのではないでしょうか。

私が学会でスペインのバルセロナに行ったときに、当時有名だった白いゴリラを動物園に見に行きました。するとそのゴリラの片目も真っ白で、白内障のため、そちら側の目は見えないようでした。

大昔の眼科では、目の手術などはできなかったので、年を取れば白内障で目が見えなくな

図10　水の流れ道「隅角」

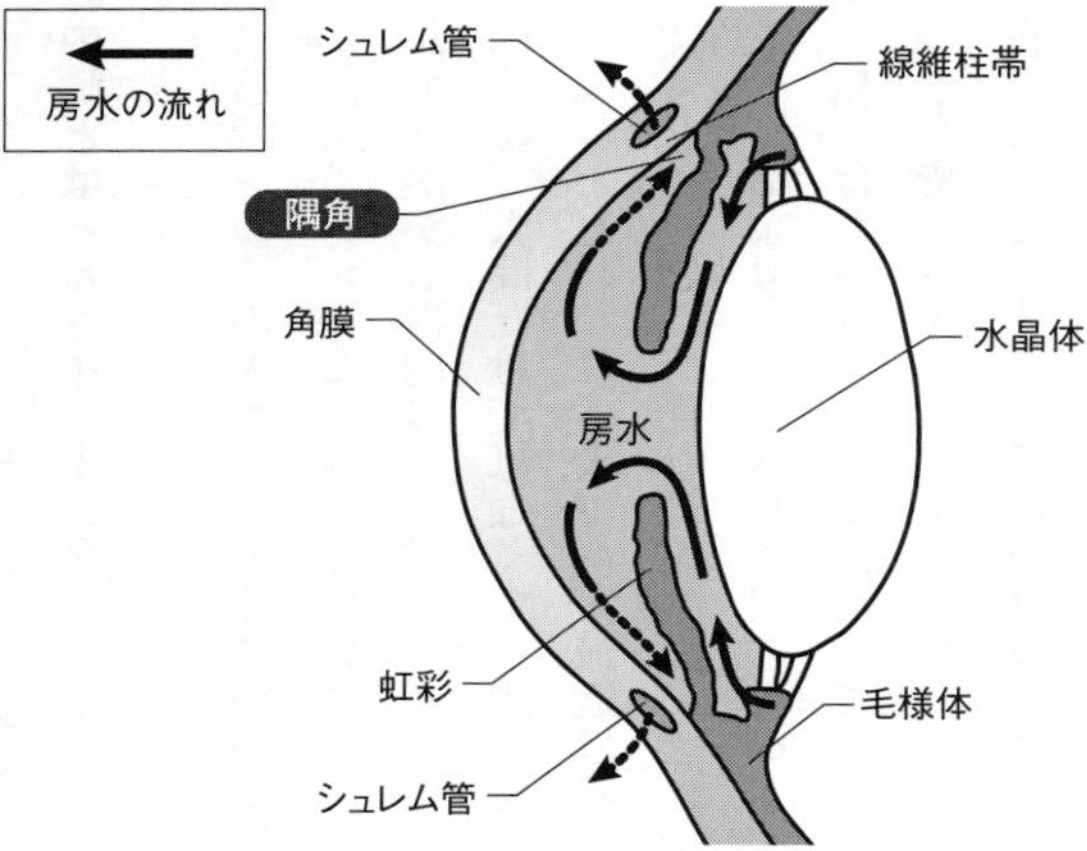

ることは仕方のないものだと思われていました。昔の人は、目の真ん中が白くなることから、「白内障」という名前を付けたのです。

そして白内障は、放置していると、水晶体の成分が溶けたり、水の流れ道の「隅角《ぐうかく》」（図10）が狭くなって閉じることで、眼圧が上がってきます。そうなると目の色が緑色を帯びてきます。ここから、その状態を「緑内障」と呼んだのです。

現代であっても、緑内障への理解は不足しています。インテリ層の理解であっても、せいぜいが、緑内障とは眼圧が高いために起こる病気らしい、どうやら治らない病気らしい、という程度が一般的な知識でしょうか？

緑内障とはそもそも何か？

まずは、緑内障の正体について考えましょう。正直に言えば、答えはまだ分かっていません。「そんなことはないだろう、いつも〝眼圧が高いから〟などと言われ、多くの薬を出されていたのに」という声が聞こえてきそうです。

そうですね、私も眼科医として最初に緑内障を勉強したときには、常に目の圧である眼圧を測定して、治療効果があったかどうかを判断していました。以前から現在に至るまで、「緑内障とは、眼圧が上昇するため、視野や視力に異常の起こる病気である」と信じられてきています。

「正常眼圧」という誤解

長い経験で分かってきたことは、眼圧が高いと、視神経という「見るための脳神経」が障害される傾向があるのは間違いないということです。ただ、患者それぞれに、どの程度の眼圧なら視神経の障害を止められるかは、非常に難しい課題なのです。

また目安としての正常眼圧の概念は、戦後すぐの頃に、ドイツで提唱されました。眼圧の測り方としては、重りで目を押して「角膜の歪み」を測る方法で測定されました。この際に、目の見え方が正常な方の歪みを測定して、「正常眼圧」とされたのです。ちなみに正常眼圧は、10㎜Hgから20㎜Hgとされています。

ですから、眼科外来にかかると、眼圧計で目の圧を測られて、高いか低いかを必ず見られます。でも、「はじめに」でも述べたように、この正常眼圧は、角膜の厚みが600ミクロンほどのドイツ人で眼圧測定をして求められた値です。一方で、日本人の角膜は550ミクロンほどと薄いため、日本人の眼圧は低く測られます。500ミクロン以下と、さらに薄い角膜の方もいます。

そうなると、角膜の厚みに合わせた眼圧測定値の補正が必要です。薄い角膜の場合には、測定値に値をプラスします。換算表では角膜厚に応じて、445ミクロンでプラス7㎜Hg、490ミクロンでプラス4㎜Hg、515ミクロンでプラス2㎜Hgなどと換算されます。つまり、角膜の薄い日本人にとっての「正常眼圧」は、もっと低くあるべきことが分かります。

篩状板での視神経の機械的圧迫と血流障害での緑内障

ところがさらに、緑内障が「眼圧」だけが理由で起きているのではないことも分かってきました。

特に、私がドイツで学んでいた時には、視神経の周りの血流について多くの議論をしたものです。明らかになったのは、「血流が悪い」ということによっても、緑内障につながる視神経障害をきたすということです。

さらに、長い眼軸《がんじく》による強度近視や、逆に短い眼軸による遠視眼（図11）でも、緑内障が起こることもよく分かってきました。

多くの電子顕微鏡での細胞レベルの論文により、強度近視では「視神経の機械的圧迫」が篩状板《しじょうばん》（P15・図3参照）（目の中と外の境にある視神経が通る組織の周りの硬い組織）で起こることで視神経障害が起き、緑内障となることも分かってきています。この篩状板による圧迫は、血流障害もきたします。つまり、視神経への「機械的圧迫」と、栄養や酸素を供給するための「血流の低下」が同時に起きていることが推測されます。

図11　眼軸と近視・遠視

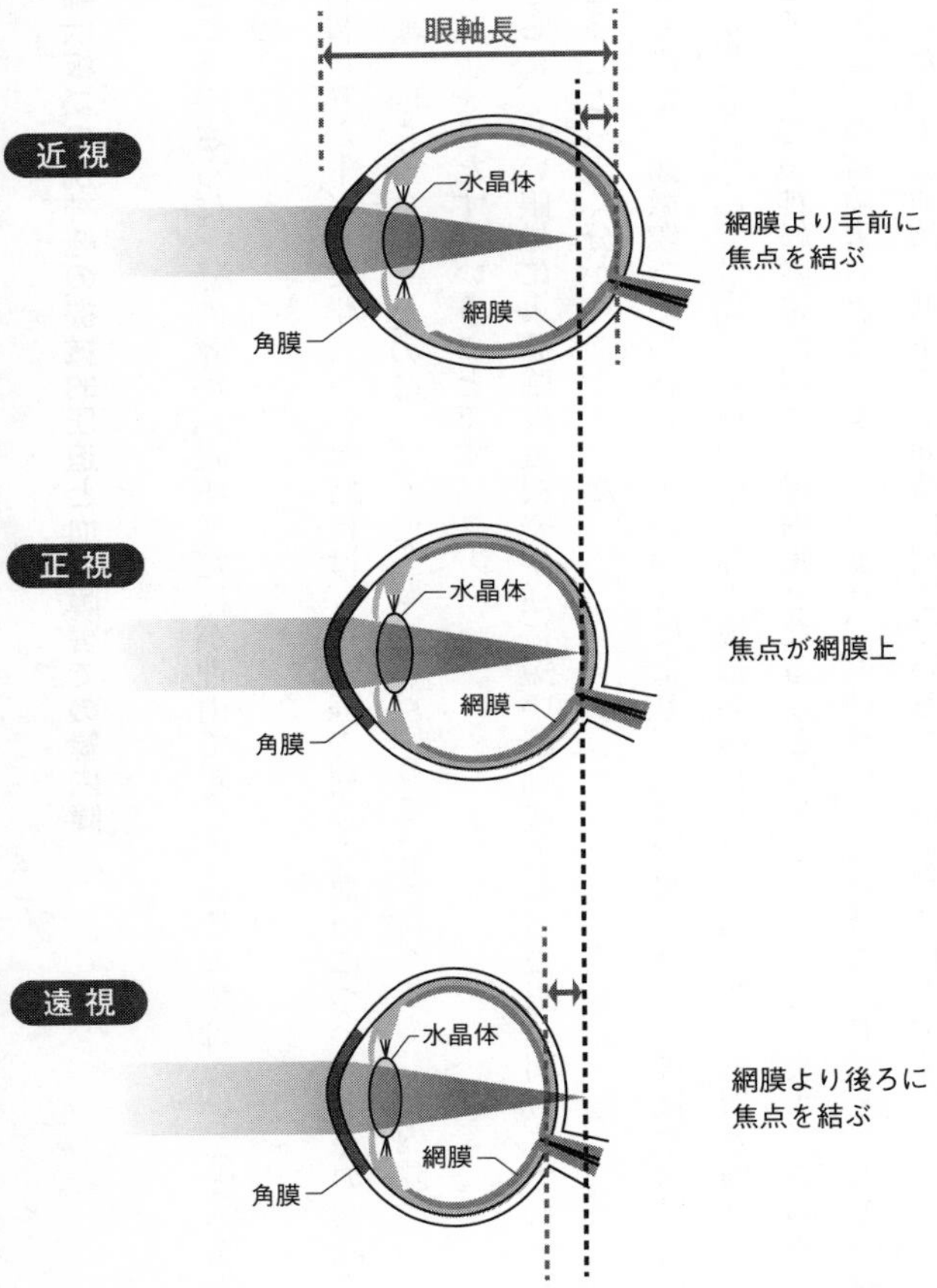
眼軸長
近 視
水晶体
網膜より手前に
焦点を結ぶ
網膜
角膜
正 視
水晶体
焦点が網膜上
網膜
角膜
遠 視
水晶体
網膜より後ろに
焦点を結ぶ
網膜
角膜

図12　強度近視では視神経（篩状板）が圧迫される

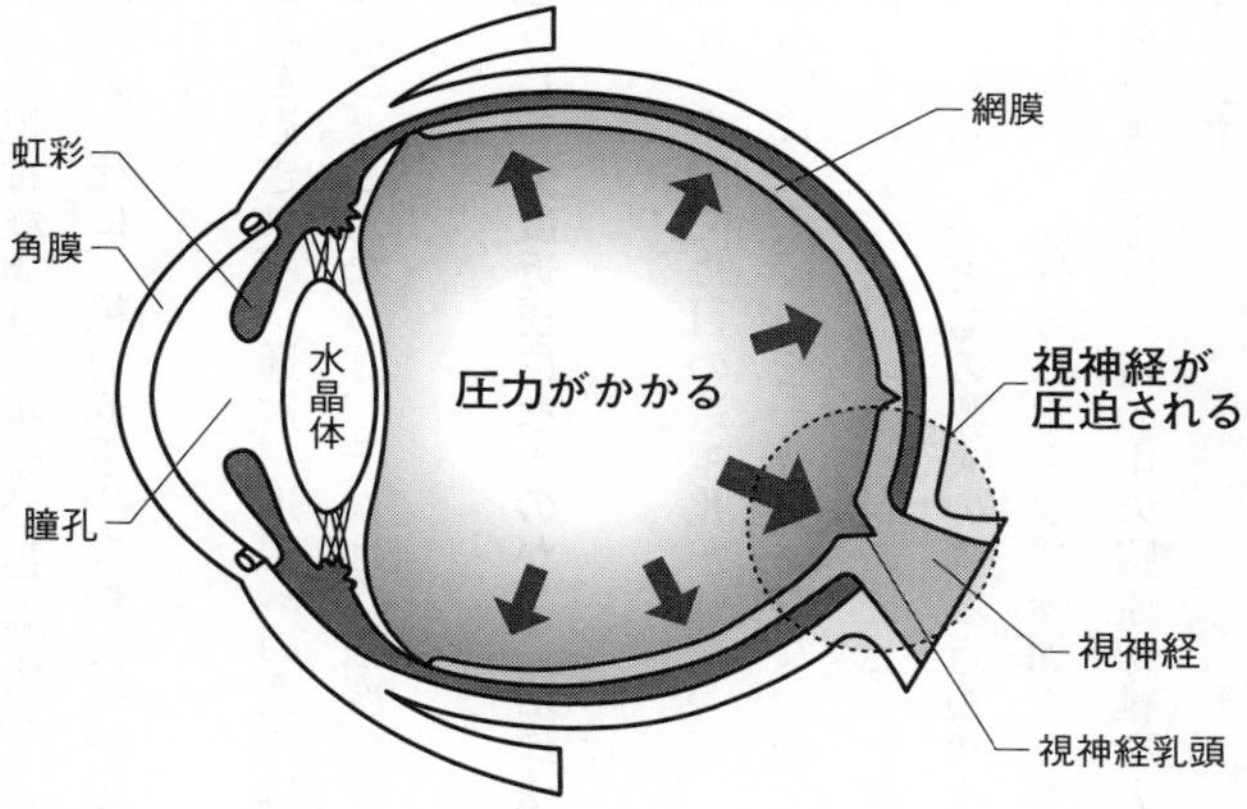

強度近視での乳頭部の篩状板変形と、軸索流障害による網膜神経節細胞死

強度近視で多いこの篩状板での圧迫は、眼球が近視化時に伸びることによる篩状板の構造変化が原因でしょう。多くの方は、近視の本体を誤解されています。近視が進むとは、目の長さが長くなることで起きます。この目の長さが伸びる過程で、眼球の壁を通る視神経が、ちょうど狭くなっている篩状板という眼球強膜とつながっている硬いリング状の部分を歪ませ変形させます。これにより、視神経乳頭《にゅうとう》部分の組織血流が悪くなる（図12）のです。

また、視神経周りの軸索絞扼障害《じくさくこうやくしょうがい》や、軸索流の低下も起きて、そのもとである網膜視神経節細胞が死に、視力低下や視野欠損が起きます。ですから、強度近視は緑内障を起こしやすいのです。

20歳を過ぎれば、通常、近視への変化は止まります。しかし、20歳を過ぎても近視がどんどん進むとしたならば、それは「強度近視」という病気なのです。

どうして強度近視になるのか？　治療法は？

現在、世界的に目の近視化が強まって、強度近視の方が増えています。この原因の多くが、子ども時代に太陽光を十分に浴びないからだろうと推測されています。子ども時代に太陽光を浴びる機会が少ないと、目の硬さに貢献する膠原線維《こうげんせんい》が細いままなのです。

ですから、子どもの将来の強度近視化を防ぎたいならば、小さい頃から太陽の下で十分に遊ばせたり、屋外のスポーツに参加させることなどが重要です。太陽光に含まれる紫外線や青紫の可視光線は、目の中の膠原線維を太くして、互いにくっつけ、眼球が硬くなる引き金になります。

さらに、20歳を過ぎても眼球が伸びて強度近視化するのは、目の膠原線維の強度が弱くて柔らかい一方、眼圧は相対的に高いために、柔らかい眼球が眼圧により伸びていって、近視化が進むのです。

ですから、強度近視の方は、繰り返しになりますが、自然の太陽光での紫外線を浴びることと、早期から緑内障用の点眼治療をして、眼圧を下げることが大切です。

強度近視は緑内障につながると述べました。軽い段階で緑内障を診断できれば、緑内障治療薬で眼圧を下げて、眼軸が伸びる強度近視への変化も予防できます。この意味でも、緑内障の早期発見、早期治療は、じつに重要なことなのです。

遠視眼での緑内障

さて、近視の反対の遠視眼では、眼軸が短くなっています。このために水晶体が虹彩を押し上げて、目の水の流れる隅角を狭くします（図13）。

このように狭隅角《きょうぐうかく》を招く遠視眼では、夜間などは、瞳孔《どうこう》が暗さで拡大することで、虹彩が周辺に寄り、隅角がより狭くなります。すると、ますます目の中の水の流れが悪くなりま

図13　近視（広隅角）と遠視（狭隅角）

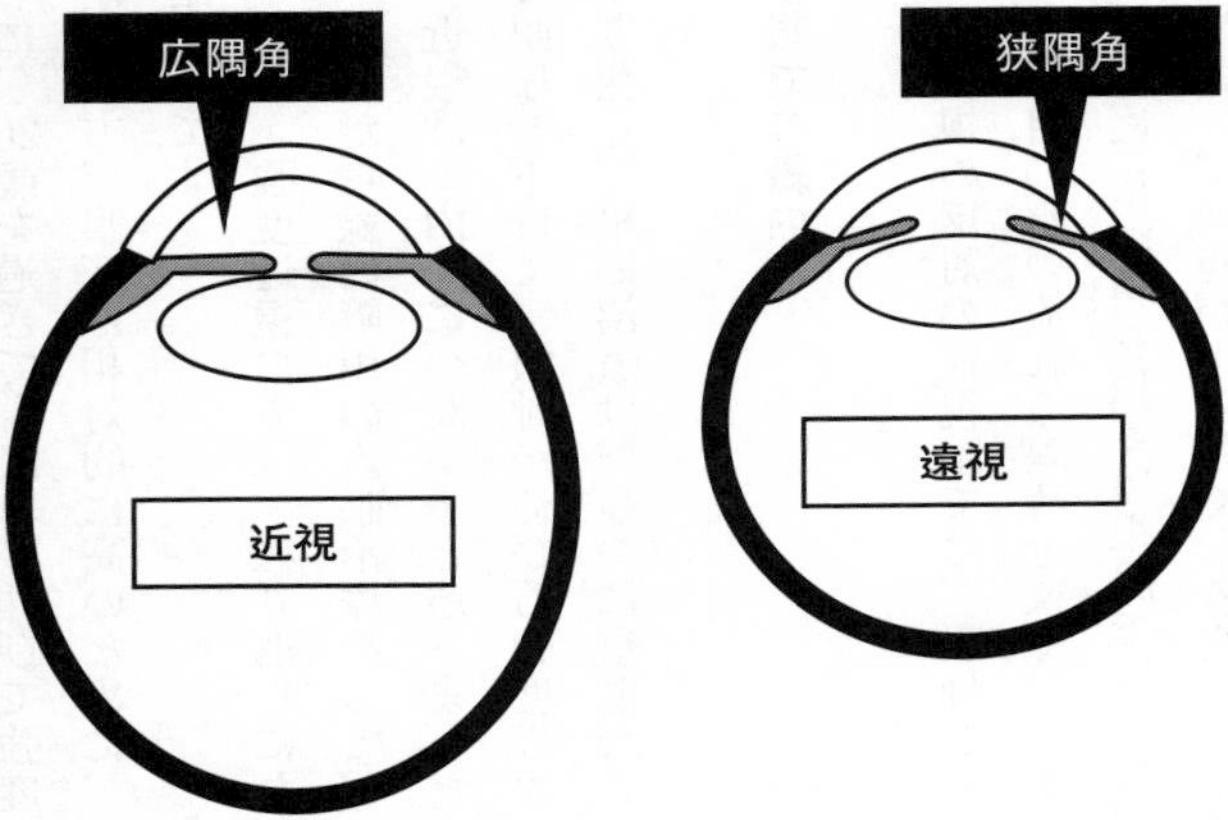

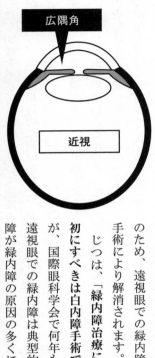

す。

水の流れの抵抗が高くなると、線《せん》維《い》柱帯《ちゅうたい》を通ってシュレム管、さらに静脈へと至る水の流れが阻害され、眼圧が高くなります（図14）。この高眼圧によって緑内障も起こしやすいのです。

他方で、遠視眼の狭隅角は、水晶体、特に白内障が原因となることが多くあります。このため、遠視眼での緑内障は、多くが白内障手術により解消されます。

じつは、「**緑内障治療において、まずは最初にすべきは白内障手術である**」という宣言が、国際眼科学会で何年も前にされました。遠視眼での緑内障は典型的な例ですが、白内障が緑内障の原因の多くにもなりかねないの

図14　目の中の水（房水）の流れ

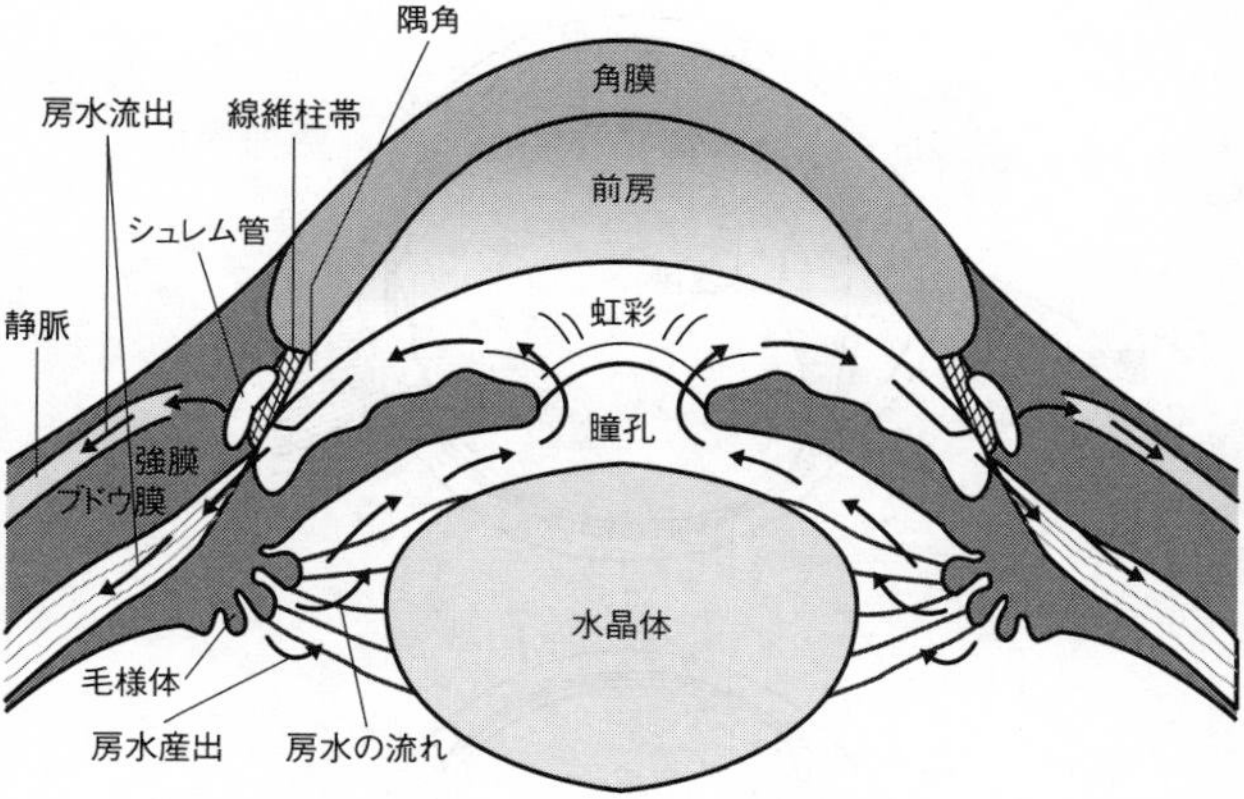

です。

特に水晶体は、爪や髪の毛と同じ外胚葉《がいはいよう》系由来の細胞なので、生涯成長し、大きくなります。ですから、70歳以上の方では、白内障手術をしないで放置していると、白内障が成長して虹彩を上に持ち上げるために、水の流れる場所である隅角が狭くなります（図15）。このため眼圧が上がり、緑内障となるのです。

この結果、白内障で見えなくなる前に、緑内障で目がだめになる方が多くいます。外来でよく経験するのですが、患者にすれば、白内障「そろそろ見えなくなってきたので、白内障手術をしてほしい」と当院を訪れます。しかし、私が診ると、患者の目が緑内障の末期である、という例が多くあるのです。緑内障治

図15　白内障の進行と隅角の変化

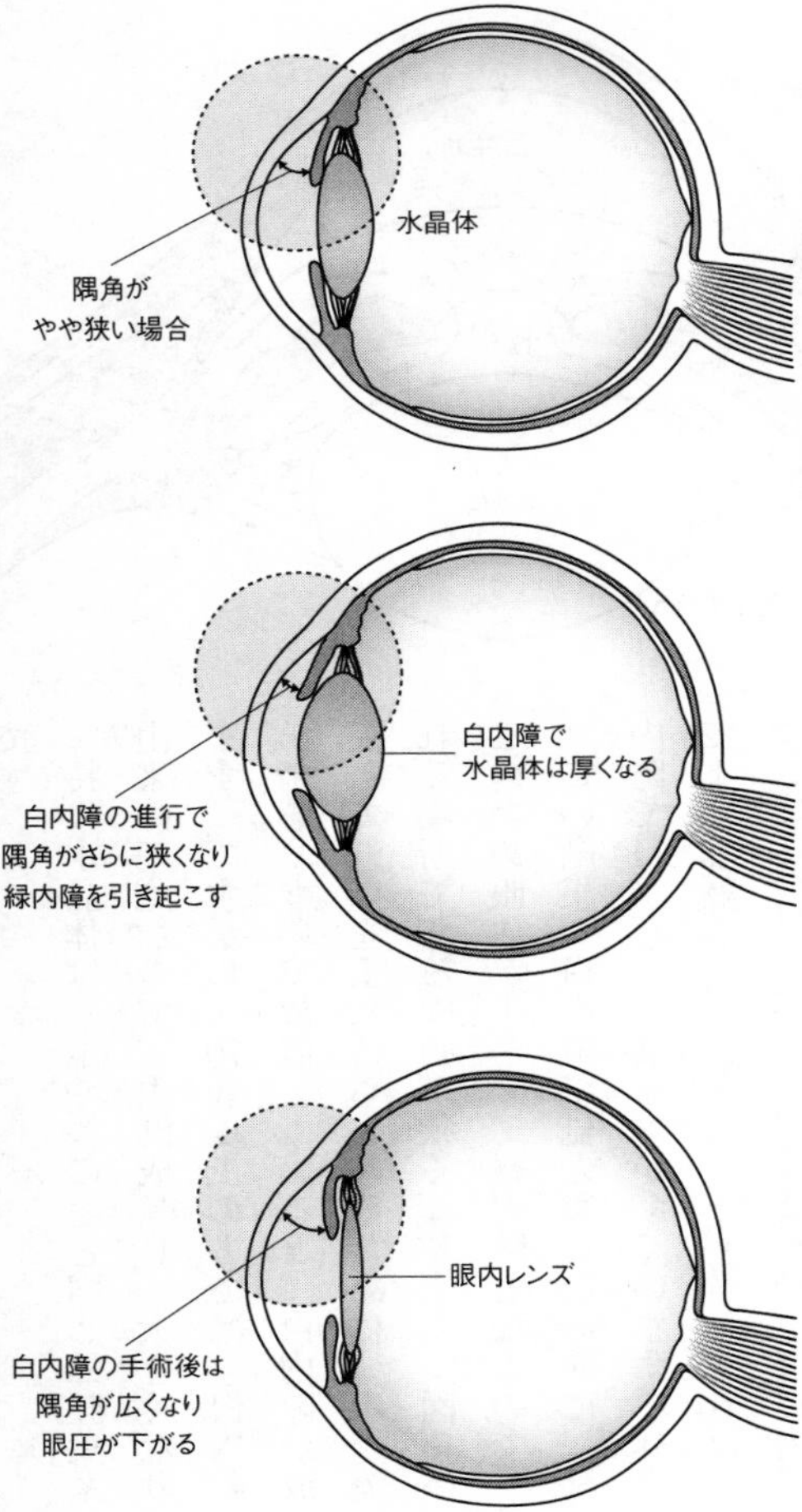
水晶体
隅角が
やや狭い場合
白内障で
水晶体は厚くなる
白内障の進行で
隅角がさらに狭くなり
緑内障を引き起こす
眼内レンズ
白内障の手術後は
隅角が広くなり
眼圧が下がる

療のことも考えると、白内障も早く見つけて、早めの白内障手術を施行したほうが良いのです。

この際に、視野が狭くなっているならば、同じ軸上で全ての距離がよく見えるような「多焦点レンズ」を選ぶのが最良です。視野が狭くなっているので、単焦点レンズを入れた後に遠近両用メガネなど作っても、視野が欠けてしまい、遠近両用メガネでは狭い視野となってメガネの効果がなくなります。多焦点レンズであれば、視野が狭くなっても、残った中心部の視野で、ほぼ全ての距離がよく見えます。

緑内障の原因の３割は眼圧が主だが、他の７割は眼圧以外が主な原因

すでに述べたように、日本においても岐阜県多治見市での疫学調査により、緑内障患者のなんと７割が、正常眼圧とされる10〜20㎜Hgの範囲であったとのことです。つまり、眼圧が高くて視神経障害が起きるのは３割で、残りの７割の緑内障は、主に眼圧ではない他の原因で起きていると、日本でも研究者は示唆しているのです。

ところが、緑内障治療現場では、眼圧を何とか下げようとするだけで、他の要素の治療な

ど考えもしません。さらに末期となった患者にさえ、点眼薬による不十分な眼圧降下を行い、視野がどんどん欠けていくのに、ただ待っているだけという例も多いのです。

もっといえば、分からないことには蓋《ふた》をしたまま、「緑内障治療といえば、とりあえず眼圧を下げる点眼薬を出しておき、失明に至るまでの期間を長くしていればいい」という状況なのが、日本の現状なのです。

緑内障とは、シンプルにいえば、「様々な原因で起こる視神経障害を含む病気の集まりである症候群」であるということです。つまり、緑内障を単純に考えてはいけないということです。単に「緑内障にどのような点眼薬を与えるか」といった議論や本も見かけますが、そんな単純化をすることが、日本では緑内障の治療がまともにできない原因となっているのではないでしょうか。

この観点からいえば、単純に点眼で対応しているだけでは、視神経障害を抑えることなどできない方が多いのは当たり前です。眼圧の基準でさえいくつもあるのですから、「単純に点眼薬に長い間頼っているだけでは、失明するのが当たり前」だといえます。

先ほども書きましたように、視神経の機械的圧迫が確認された強度近視群では、強度近視にならないようにする治療も緑内障の治療ですし、目の水の流れが悪くなる遠視眼の目では、白内障が緑内障の最も大きな原因です。早めの白内障手術だけで救える緑内障もあるのです。

日本の単純な統計によってさえ、少なくとも６００万人以上の患者がいる病気が緑内障です。これは重症の患者数です。しかし、緑内障は軽症から治療することが最も重要です。

この軽症者も数に入れ、さらに高齢化が進んでいることを考えると、日本の緑内障患者数は、１０００万人以上はいると思っています。そして、この患者たちが、早期に治療を開始すれば、１００歳にわたる人生でも、良い視機能を全《まっと》うできると思っています。

しょせんは失明への時間を延ばす治療の補助にすぎない点眼薬でも、早期に開始することで、大きな意味を持ちます。早期に発見し、早期に治療することが、緑内障では最も重要なのです。

このためには、皆さんが正しい緑内障の知識を持ち、積極的に「自分で治すんだ」という意思を持って、治療に参加することが重要なのです。あなたの緑内障への意識を変えてください。

第2章　目の不具合、目の検査

目の不具合は、検査から

ここからは、具体的に目の機能を測りながら、病気の本質を考えてみましょう。眼科の検査は、多くの人には、分かりにくい印象を与えています。まずはここから考えを深めていきたいと思います。

視力とは何?

緑内障を考えていく前に、目の不具合について知っておきましょう。そうでないと他の目の病気との区別がつかなくなります。

まずは視力です。眼科の検査では必ず行うものですね。感覚的にも「視力が落ちた」ということは、患者自身が変化を理解しやすい不具合です。

でも視力は、単なる見やすさの検査ではないのです。この意味を掘り下げてみましょう。

視力は文字通り「視《み》る(見る)力」ですが、多くの誤解があります。その誤解を解くため

図16　水晶体の調節力

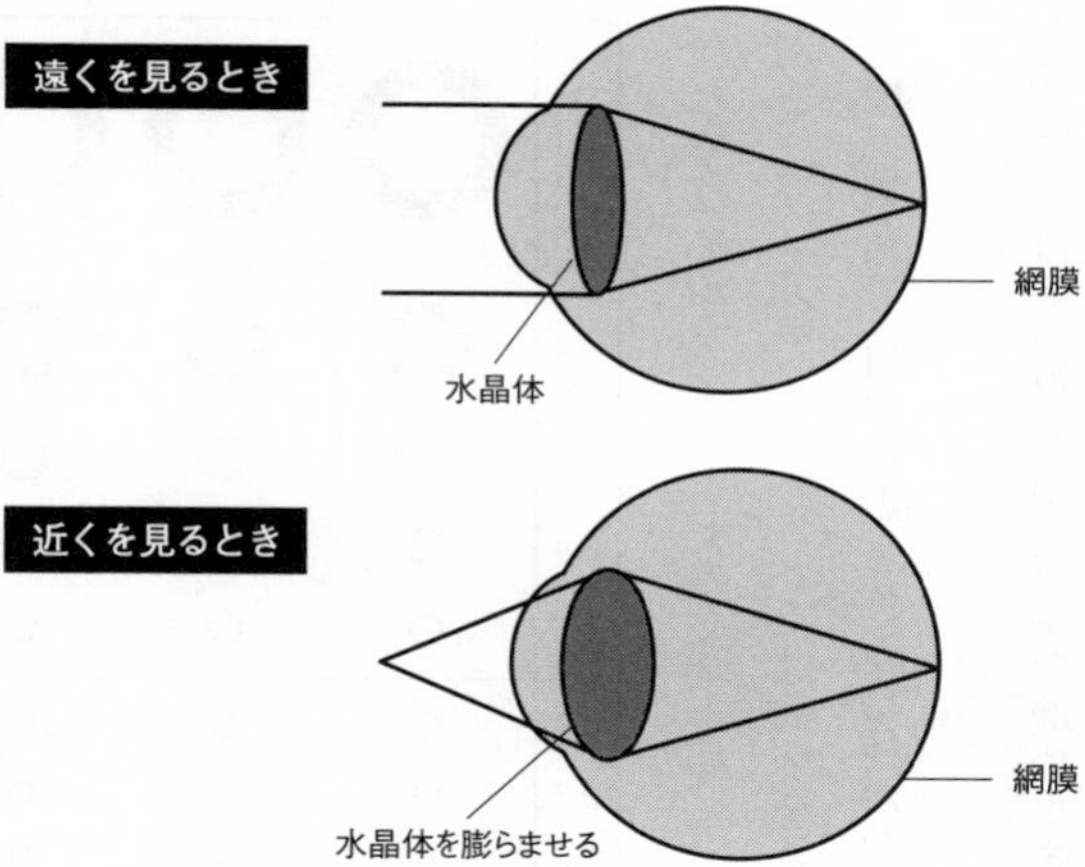

には、どのように見る力を測っているかを知る必要があります。

まずは、視力表の定義を見てみましょう。見え方は、遠くの「遠方視力」と、近くの「近方視力」では意味が違います。

近くを見るには、目の中の水晶体のカーブを変える調節力が必要です（図16）。つまり、年齢とともに調節力が落ちる老眼では、近くの見え方が悪くなります。

このため、調節力の影響を排除した形での安定した視機能を見るには、調節力があまり働かない遠方の視力を使います。

この遠方の視力を測るために、指標から5メートル離れたところで検査を行います。アメリカなど海外では少し異なり、20フィート

図17　ランドルト環

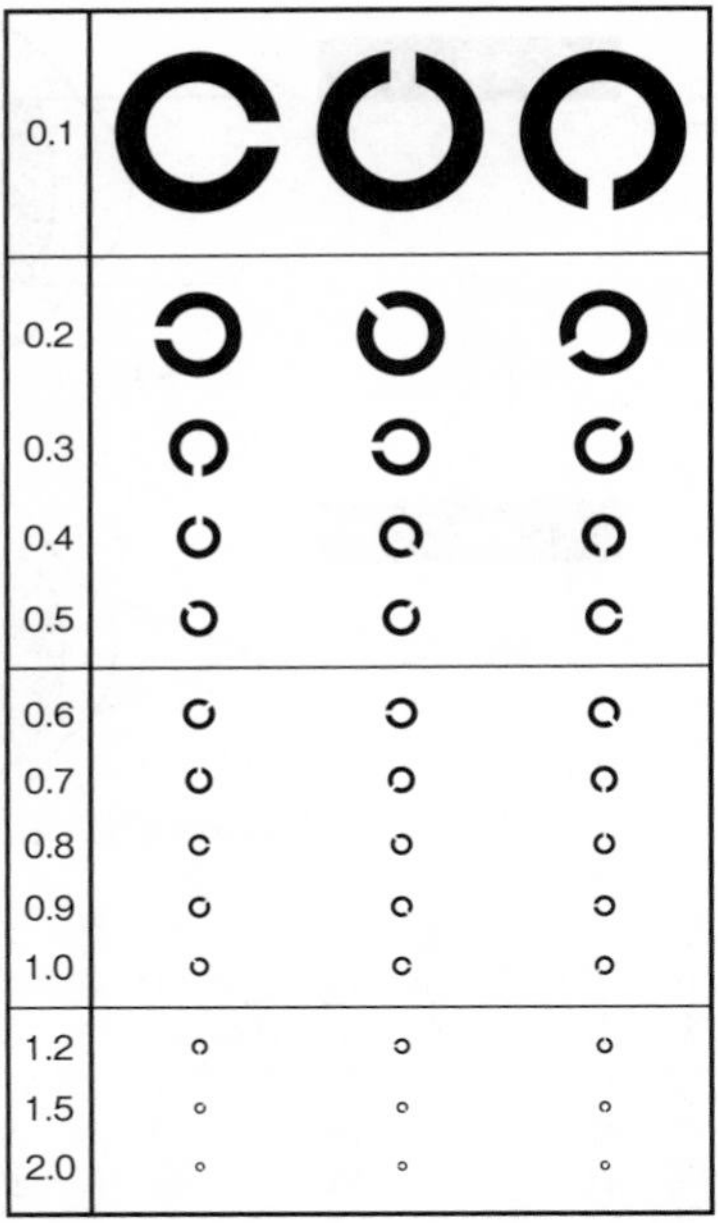

（6・096メートル）や6メートルと、やや遠いのですが、調節力をかけない遠方視力を測るという意味では同じです。

さらに指標は、日本ではCの文字のような1カ所が開いている「ランドルト環《かん》」（図17）を使い、アメリカなどではアルファベットの文字を使っています。「ランドルト環」は、開いている方向を判別させて、アルファベットでは文字を読ませる、と方法は違いますが、視力への基本的な考えは「視角」（目に投影される物体がなす角度、図18）を確認するという意味では世界共通です。

ここでは、日本の視力検査で話を進めます。

先ほども触れましたように、視力の検査は5メートル離れた視力表を使って測ります。C

図18　視角と「視力の定義」

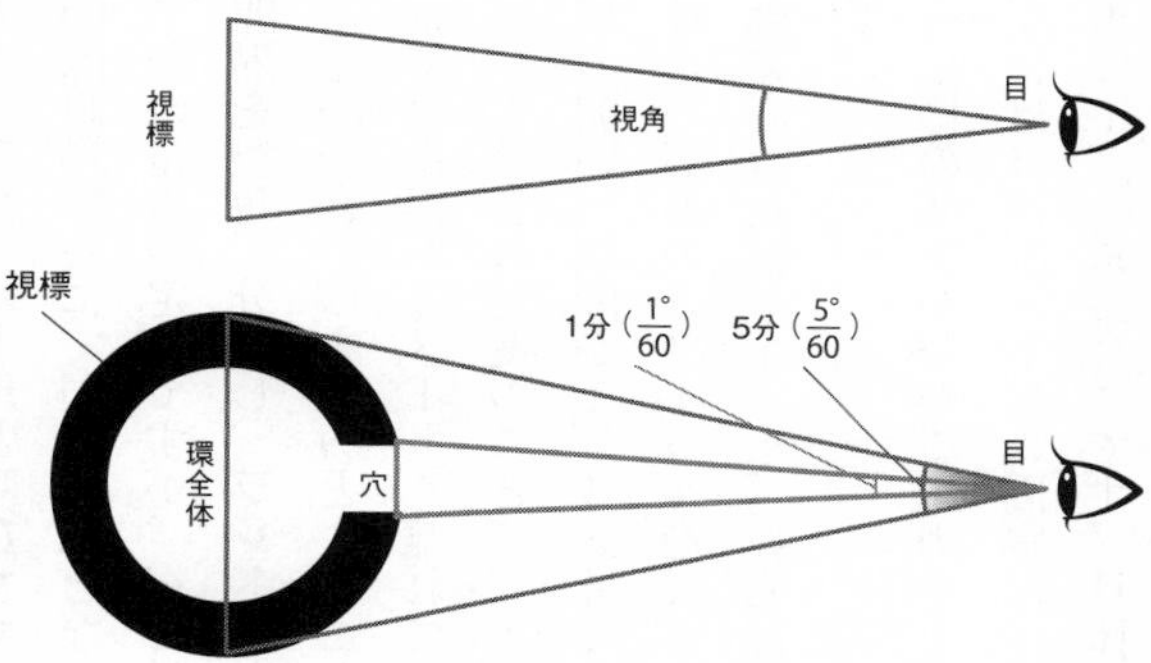

指標の太さと、開いている空間(穴)を視角１分とし、ランドルト環全体を5分とした時に、開いた部分を見分けることができる能力を視力とする。

のような図形である「ランドルト環」を使い、開いている場所が「上」か「下」か「左」か「右」かと聞かれます。この図形は視力表で上から下へいくにつれてだんだんと小さくなります。当然に、開いている間隔は小さくなります。

この小さく開いている間隔が見えなくなったところの一つ上のところに書かれている数字が、視力となります。

視力の国際定義

もっと詳しく見てみましょう。このランドルト環という指標ですが、ランドルトというフランスの眼科医が１８８８年に発表した方法なので、ランドルト環と呼びます。そしてこれは１９０９年のイタリア・ナポリで開催された国際眼科学会にて国際基準となりました。

この際の視力の定義ですが、視力単位を「ランドルト環の指標では、指標の太さと開いている間隔を視角1分とし、ランドルト環全体の大きさを5分とした時に、開いた間隔を見分けることができるのを視力とする」としたのです（図18）。

日本では指標が5メートル離れていますので、これを使って説明しましょう。

まず、１分とは角度のことで、１度の60分の１です。指標を5メートル離すなら、ランドルト環の開いた隙間が１・４５４ミリであれば、60分の１度の角度、つまり１分となります。指標との距離の5メートルを長さとした三角形を想像してください。底辺が１・４５４ミリの細長い三角形です。尖った角度が１分（１／60度）であり、尖《とが》った先は目の位置です（図19）。

この指標の間隔が分かる視力を１・０としたのです。これが定義です。

現実にはランドルト環の間隔は、１・４５４ミリを１・５ミリと簡便化しています。

視力は１／視角（分）です。具体的に説明しましょう。

5メートル離して指標を見せて、高さは７・５ミリで、文字の太さと文字の切れ目が１・

図19　視力1.0の定義

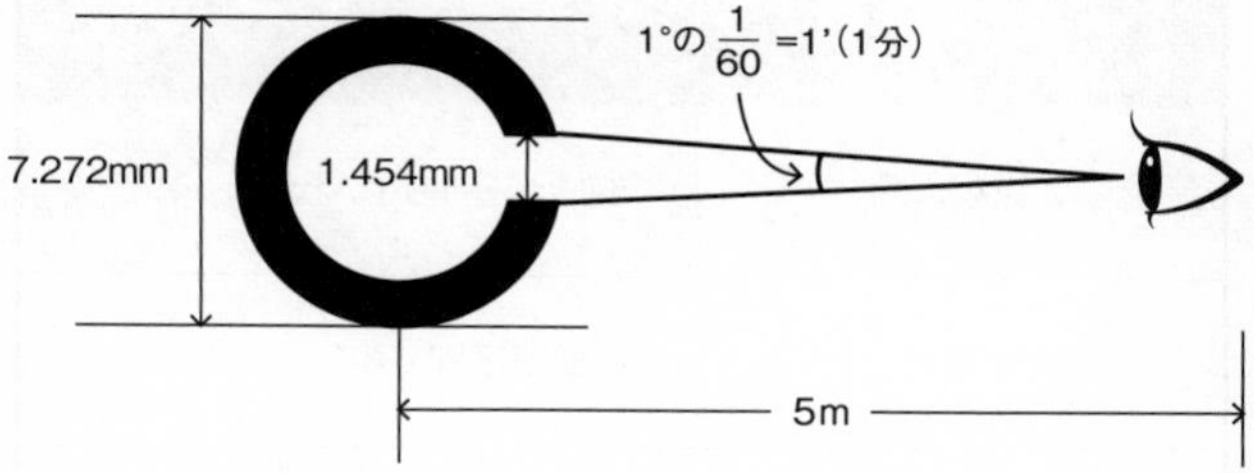

5メートル離れたところから、1.454ミリ(1.5ミリ)の間隔のランドルト環が開いた部分が分かる視力を1.0とする。

図20　視力1.0と視力0.5の違い

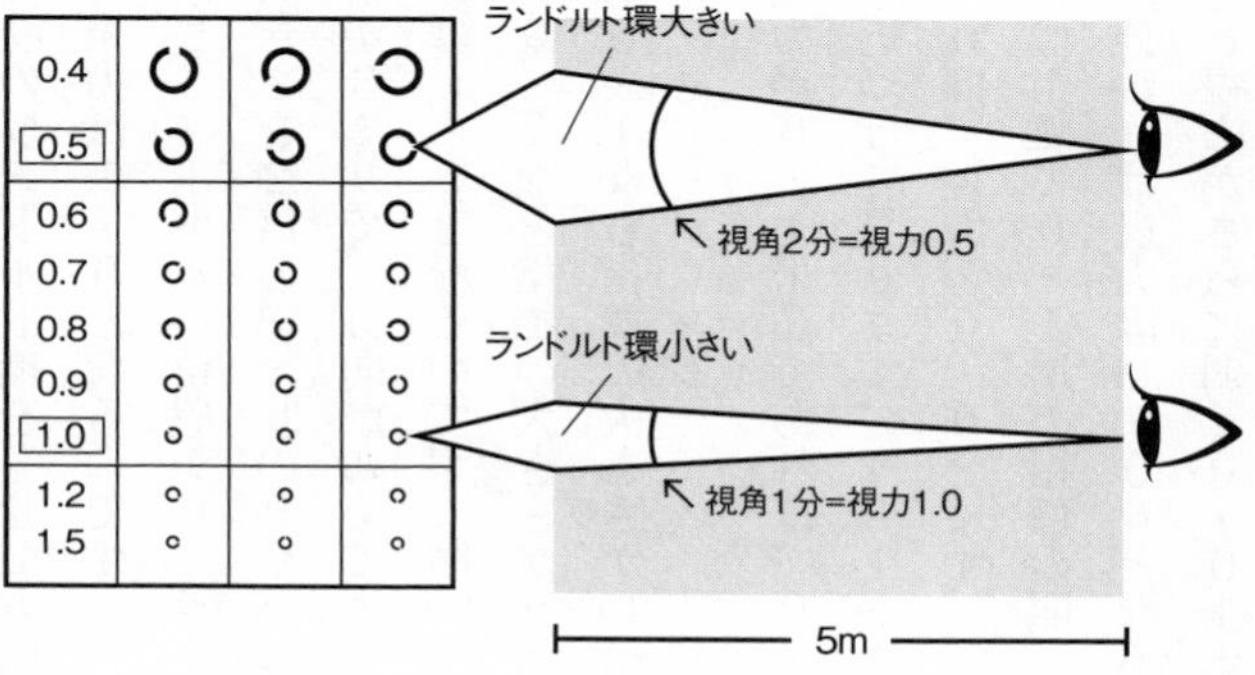

視力0.5のランドルト環は、指標の大きさ・開いた部分の大きさともに視力1.0の2倍となっている。

図21　失明の分類

分　類	状　態
光覚なし（盲）	明暗が分からない状況
光覚弁	明暗が区別できる
手動弁	目の前で手のひらを動かして動きが分かる
指数弁	たとえば30cmぐらいの位置から指の数が分かる

5ミリのランドルト環を見せて方向が分かれば、視力は1・0となるのです。

同じ5メートルの位置から、ランドルト環の大きさを2倍の15ミリの高さとし、環の切れ目が3ミリで、方向が初めてよく見えれば、視力は0・5となるのです（図20）。さらに、視力0・2なら指標の大きさが5倍であり、視力0・1なら指標の大きさが10倍となります。

視力が0・1未満であれば、0・1用の指標を近づけて見せます。4メートルの距離で見えれば、視力が0・08です。3メートルの指標距離で0・1用の指標の開いている方向が分かれば視力は0・06となるのです。

もし視力がさらに弱く0・01未満なら、

目の前の何センチのところで指の数が分かるかを見ます。30センチで指の数が分かれば、30センチ指数弁《しすうべん》といいます。もっと悪いと、目の前で手のひらを動かして、やっと分かるのであれば手動弁《しゅどうべん》であり、手のひらも分からずやっと明暗だけ分かる目は光覚弁《こうかくべん》といい、光も分からなければ盲《もう》となります（図21）。

緑内障では、進行している場合にも、１・０などの視力が出ることもあります。視野の障害が進んでも、中央だけは視機能が残ることも多いからなのです。ただ、最後はろうそくの火が消えるように一気に視力低下がきます。ですから、視力検査の意味も知っておくとよいのです。

見え方の限界――アフリカ人は目がいいって本当？

視力でよくある冗談というか、誤解があります。テレビのスペシャル番組などで、「アフリカ先住民の視力が４・０であり、遠くにいる野生の動物もよく見える」などと面白おかしく伝えられていることがあります。これは本当でしょうか？

見え方の評価は、遠くに見える離れたものを離れたものとして認識できることで分かります。これは言い換えれば、離れた2点を2点として認識できる距離ともいえます。

これは、一般的には「分解能《ぶんかいのう》」だともいえます。分解能の定義は「見分けられる2点間の最小距離または視角」だからです。

人間の網膜で、主に見るのに関係しているのが、視細胞である錐体細胞です。この錐体細胞の大きさは、1・5から2・0ミクロンほどです。先ほど解説したのが、「視力1・0は、5メートルの距離での視角1分の切れ目を判別できる」との定義でした。このランドルト環の切れ目1・5ミリを網膜上に投影すると、約5ミクロンとなります。視力2・0で計算すると、約2・5ミクロンです。2つの錐体細胞で、ランドルト環の切れ目を見るのが、最小単位です。

一方で、見える本体である錐体細胞の隣り合う最小単位は3から4ミクロン程度です。これを5メートルの視力表と三角形を結びますと、その視角は25から50秒となります。これを視力でいうと1・2から1・6となります。

目は眼振《がんしん》によってレーダー装置のように横に小刻みに振れており、何回もスキャンして見るような動きがあります。さらに、脳は見えているものに補正をかけることもあります。このスキャンと脳補正の結果、視力の限界は1・2から1・6よりはやや良くなり、最大で

2・0といった視力はあり得ます。しかし、これが人間の網膜としては限界です。テレビの番組で、アフリカの先住民が4・0の視力があるなどと言っているのは、現実には人間の網膜の構造上、あり得ないのです。

私のクリニックである深作眼科六本木院は、近くに多くの大使館があり、アフリカ系の大使館員を多く患者で診ています。また、私は2年に1度は南アフリカに講演に行き、多くのアフリカ人を診察しますが、日本人の目の網膜とアフリカ人の網膜は全く同じであり、アフリカ人の視力は日本人と全く変わりはありません。

むしろ、アフリカ人は色素が多いので、緑内障患者が非常に多いのです。色素細胞によって目の水の流れ出る線維柱帯の目が詰まってしまうために、色素性緑内障の患者がとても多くいます。このため、同じ年齢構成であれば、日本人よりもむしろ視力が悪いといえます。

世の中で常識のように言われていることが、目に関しては嘘だということはじつに多いのです。

視力を測ることの意味――目に変化や異常が起きていないかの指標

ちょっと小難しい話になりました。簡単にいえば、人間の目が、外から入った光の情報から、2点を2点として見ることができるかどうかは、目の細胞や構造がいかに正しく保たれているかによります。

目の細胞や構造に異常があれば、その異常に応じて、見え方が落ちていきます。ですから見え方の悪化は、目の細胞や構造などが異常を起こしているかを判定する良い指標になるのです。

内科でも、血管系の異常を見るために、血圧を測って一つの指標にしていますね。血圧はそれ自体だけでは意味がなく、血管などの循環器の異常を見つけ出すための指標になるわけです。

眼科では視力を必ず測りますが、これは視力自体に意味があるのではなくて、目に異常があるかどうか、もしくは目が変化してきていないかの重要な指標になるのです。

運転に必要な視力や視野は？――厳しい日本の基準と緩い適用

視力ついでに、皆さんの関心が高い、車の免許と視力の関係についても触れましょう。日本の道路交通法では、普通免許で求められている視力は、両眼で０・７以上であり、片目では０・３以上となっています。もしも片方が見えないとか、片方が０・３未満の視力の場合には、両眼視で視力が０・７以上、見えるほうの目の視野（見える範囲）が、両眼視で１５０度以上が必要となっています。

ただし、このような視野検査は、通常は行われません。免許センターではそのような機械も技術もないからです。ちなみに片目での視野の正常範囲は、上方60度、下方75度、耳側１００度、鼻側60度ほどです。両眼視では、正常で水平方向２００度です（図22）ので、普通免許基準が１５０度以上とはけっこう厳しい値です。片目では、水平で１５０度以上は見えないのではないかとも思います。

このように、日本の法律上の視機能要件は厳しいということは、知っておいたほうがよいでしょう。交通裁判などでは、医療側に視機能について問い合わせがあることもあります。

図22　視野の正常範囲

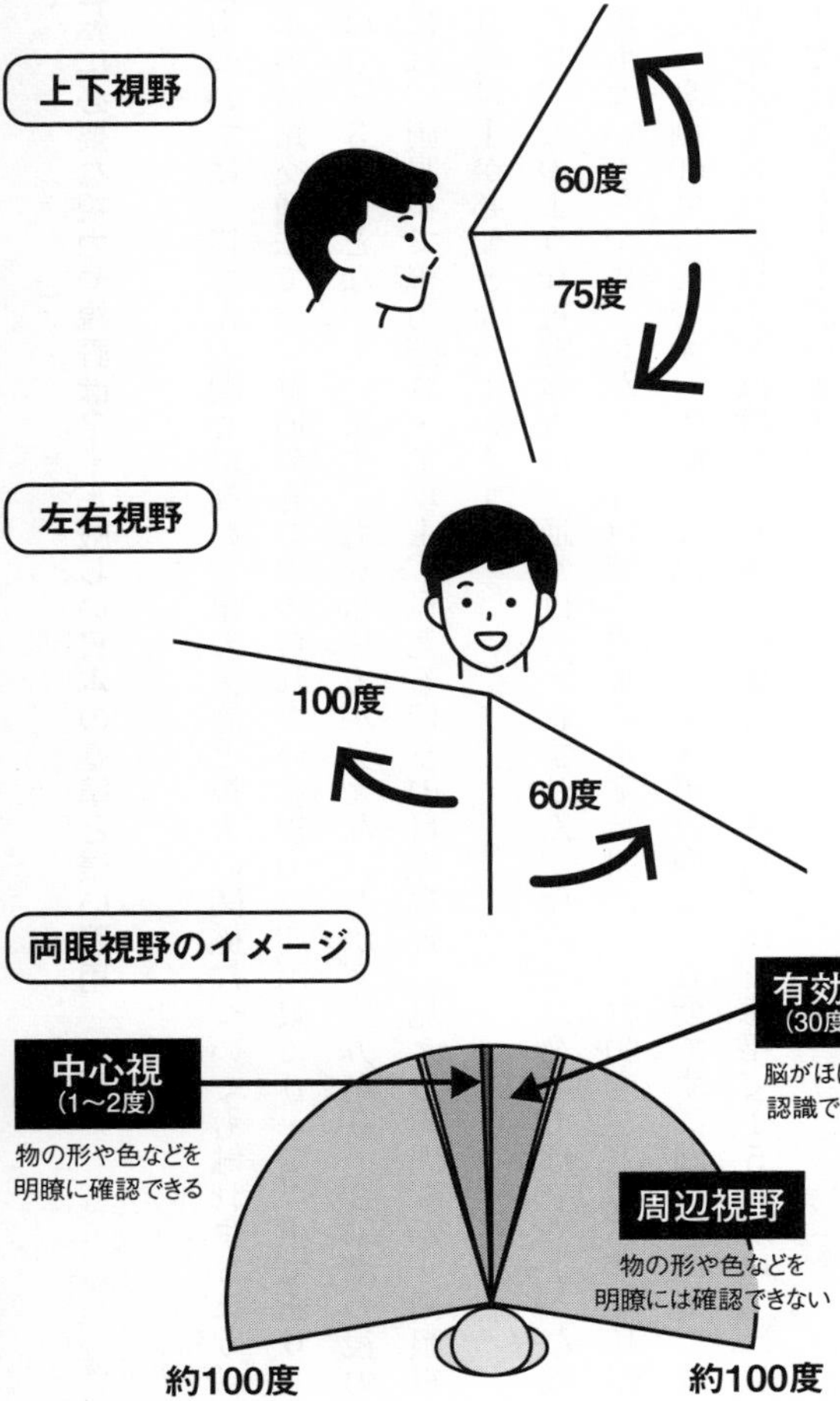
上下視野
60度
75度
左右視野
100度
60度
両眼視野のイメージ
有効視野
（30度程度）
脳がほぼ明瞭に
認識できる範囲
中心視
（1〜2度）
物の形や色などを
明瞭に確認できる
周辺視野
物の形や色などを
明瞭には確認できない
約100度
約100度

医療と行政では視力に関する考え方が違うので、最初にもっと厳密な検査をしてもらいたいところではあります。

視力が悪くて免許が取れないということで、困って診察に来る患者が多くいます。視力だけでなく視野も重要であるため、末期の緑内障患者に相談されることも多く、返答に困ります。医療者は警察ではないので、患者のために何とかしてあげたいのですが、法律上は日本の基準は国際基準よりかなり厳しいのです。

でも、現実社会での基準の適用は、かなりいい加減なことも事実です。このために、真実を知る僕らのような専門家は苦慮することになります。視野が狭い患者に対して、取り締まるわけではありませんが、「法律上では免許を更新できません」と答えるしかないのです。

中型や大型免許、二種免許ではもっと厳しくなります。両眼では０・８以上、片目では０・５以上の視力が必要です。さらに、遠近感を測る三稈法《さんかんほう》（図23）という深視力《しんしりょく》検査を３回行って、３本の棒が合わさった時にボタンを押すのですが、この誤差の平均値が２センチ以内でなければなりません。

この日本の視機能基準は、国際的に見ても厳しいものです。ただ、実際には日本ではこれほど厳密な測定はしていないので、実際に運転はしていても、法律に定められた視機能でい

図23　三桿法

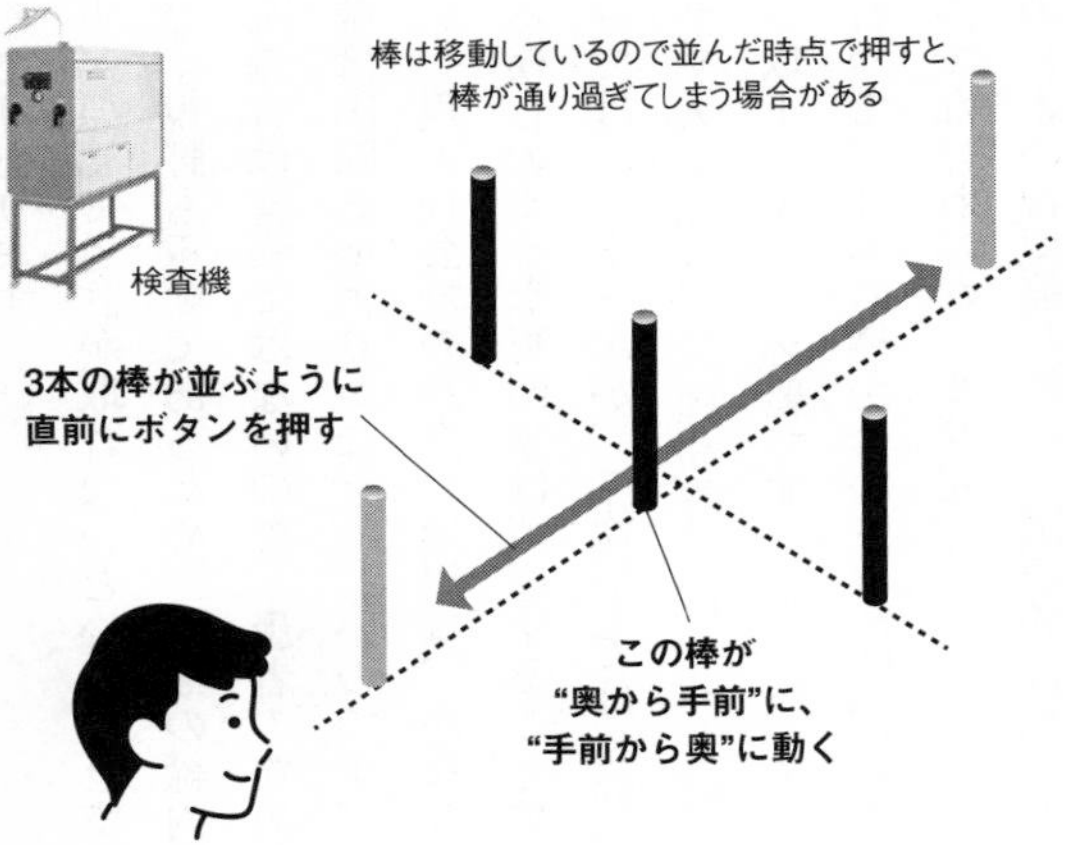

棒は移動しているので並んだ時点で押すと、
棒が通り過ぎてしまう場合がある
検査機
3本の棒が並ぶように
直前にボタンを押す
この棒が
“奥から手前”に、
“手前から奥”に動く

えば運転してはいけない運転者が多いと推測されます。これは、日本の高速道路では法定速度を守らない運転者がほとんどだというのに似ています。

日本の良くも悪くも古い文化、本音と建前の文化がここにも表れています。これならば、国際基準の運転免許者に必要とされる、もっとゆるい視機能に合わせておいて、もっと厳密な適用を考えても良いのではないかとも思います。

国際的な基準を見てみましょう。多くの国が運転者に視力として求めているのが両眼視で0・5以上です。さらに視野についてはかなりうるさく求めています。ヨーロッパでは、両眼視野は水平（左右）方向で120度以上が必要であり、それ以下では免許を失います。垂直方向では40度以上が必要です。アメリカでは水平視野は１４０度以上が必要です。さらに、必要に応じて、コントラスト感度テストやグレアテスト（白内障によるぼやけの程度を測定するテスト）や夜間視力を調べられることもあります。

こうして見てくると、車の運転には視力とともに、視野が重要であることが分かります。通常の運転免許試験では、視力こそ係員が測っていますが、視野などは測りません。法律で決められているのに測らないのです。つまり、緑内障の運転者は、知らないうちに法律違反者とされているかもしれないのです。怖いですね。

さて、視野が狭くなる病気はいくつもあります。網膜色素変性症なども多いのですが、今回のテーマである「緑内障」は、まさに視野狭窄《きようさく》、視野欠損が大きな特徴を持った病気です。

第3章　緑内障を診断する

緑内障って何?

これまでにも何度か、日本人の緑内障患者の7割が正常眼圧であったことに触れました。繰り返しますが、日本では患者だけでなく、眼科医でさえ、緑内障の本質を理解していない方々が大半だと思います。

日本では、緑内障とは、原因は不明ながら徐々に視神経が障害される病気で、長生きすればいずれ失明してしまうが、点眼薬で失明を先延ばしするしかない、といった認識だけが常識のように広まっています。でも、これは非常識な話だと思います。医療は不完全な科学ですが、治療法がないという非常識をまるで常識のように伝え、患者の希望を奪うのはよくありません。

この章からは、現在分かっている緑内障の最先端の知識と、私が長年、開発してきた多くの手術方法をご紹介しましょう。それらはアメリカやヨーロッパの学会で発表して認められているものです。

これらの手術法を、欧米先進国の医師たちがマスターしたことで、多くの失明しそうな緑内障患者を救い、眼科先進国では緑内障は、今や失明しない病気になりつつあります。私が世界で指導して、多くの成果を上げた事実から得たものをお話ししましょう。

まずは、緑内障の病気の本質に迫ってみます。

緑内障の視野障害を起こす細胞レベルの問題とは

緑内障は視野が狭くなって、見えなくなっていく病気です。患者は末期まで見え方が残るので、視力が落ちていることには気づきにくいのですが、視野に暗点が出たり、視野が狭くなることで、むしろ視力によってよりも早く異常が分かります。

前に、光が網膜で電気信号になって脳に到達することで「見える」、と言いましたが、視野が狭くなる緑内障では、どの部分に問題が起こるのかを考えてみましょう。

光は網膜に届いて焦点を結びます。その網膜の構造を見てみます。

網膜は10の層からできています（図24）。いちばん外の網膜色素《しきそ》上皮《じょうひ》層は、発生学的に、他の神経網膜という9層とは違います。このため、神経網膜と網膜色素上皮層の間ははがれやすく、網膜剥離になる場所です。

図24　網膜の10層構造

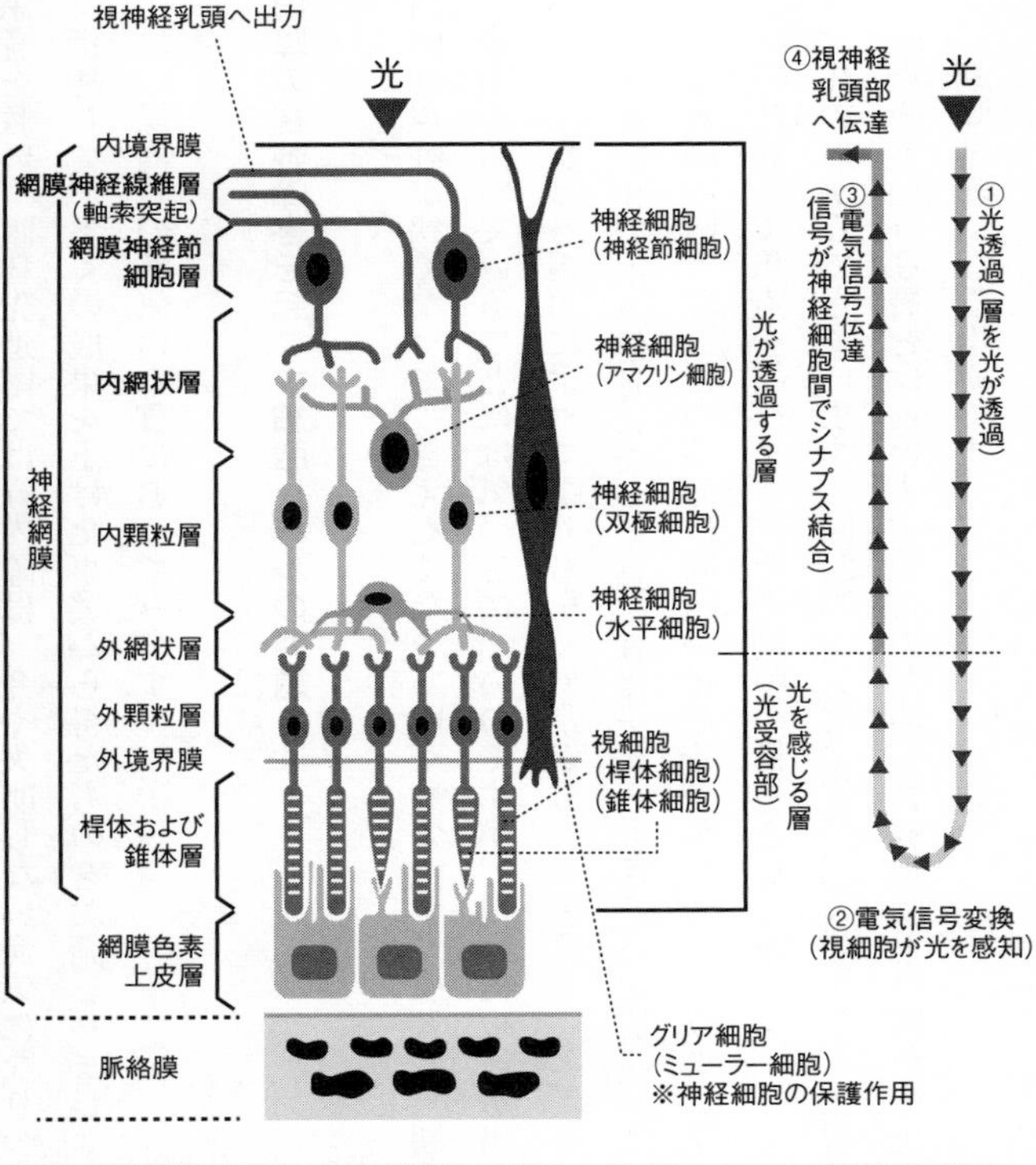

太字の網膜神経線維層、網膜神経節細胞層、内網状層の3層を、網膜神経節細胞複合体(GCC)と呼ぶ。

図25　黄斑

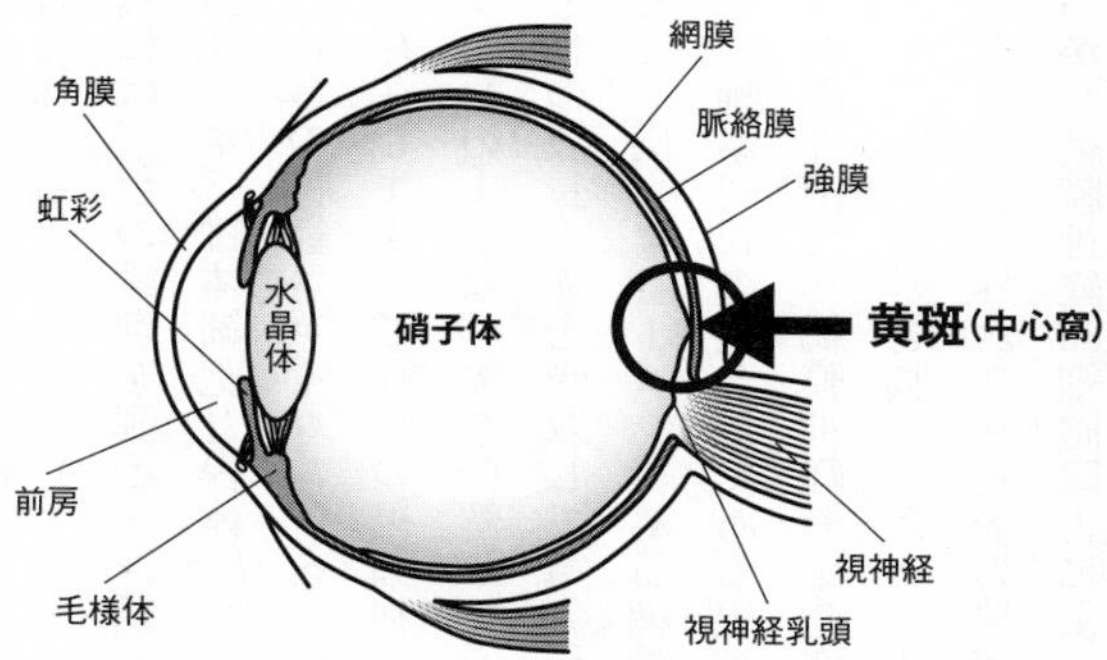

黄斑とは 光を感じる網膜の中央にある、物を見るために最も敏感な部分。他の部分より少し黄色く見える。黄斑の中心は中心窩と呼ばれ、視力に最も重要な場所で、この部分が病気になると、視力や中心部の見え方が悪くなる。

この網膜色素上皮層を除いた、9層の神経網膜について見てみましょう。

眼球のすぐ内側が、内境界膜《ないきょうかいまく》という硬い膜で、機能はありません。この膜は、黄斑《おうはん》上膜《じょうまく》（黄斑〔図25〕と呼ばれる網膜の一部分に薄い膜が形成される疾患）や黄斑円孔《えんこう》（黄斑に穴があく疾患）といった病気の手術の時に、剥《は》いで取ることの多い膜です。

2番目が網膜神経線維層で、これは3番目の網膜神経節細胞層の一部であり、軸索突起という枝です。この軸索突起が集まったものが視神経を形成して、伸びて電気信号を伝えるのです。

次に、内網状《ないもうじょう》層、内顆粒《ないかりゅう》層、外網状層、外顆粒層、外境界膜と続きます。これらは見た目の姿からの分類であり、機能での分類ではありません。これらの層の中の細胞には、アクアマリン細胞と水平細胞に挟まれた双極《そうきょく》細胞があり、さらに奥にある視細胞からの電気信号を伝える神経ニューロンなのです。

奥には、色の識別を測る3種類の錐体《すいたい》細胞と、明暗の識別だけを担う1種類の桿体《かんたい》細胞とがあります。錐体細胞と桿体細胞を合わせて視細胞といいます。

これらの神経ニューロン群を表から奥に縦断するように、ミューラー細胞というグリア細胞が存在します。これらの視細胞の桿体細胞や錐体細胞の外節部分には、中に桿体細胞のロドプシンのような、光を分解して電気信号を起こす「光受容タンパク質」が満ちていて、それぞれの波長の光を吸収して電気信号を出しています。この電気信号は神経ニューロンを経由して、出力ニューロンである網膜神経節細胞から軸索突起を通って脳へと伝わるのです。

この軸索突起の集合体である視神経が障害されるのが緑内障であるといえます。つまり、何らかの理由で、網膜神経節細胞突起や細胞自体が障害されることが、緑内障の根本原因なのです。電気信号を脳に伝えるための出力ニューロンが障害されるのです。

こうなると、外から来た光の情報が網膜に届き、網膜上の視細胞で光を電気信号に変えたものが、網膜神経節細胞障害によって脳に伝わらなくなります。この伝わらなくなった情報が、「暗点」となるのです。暗点に対応した形で、視野の部分が欠けるのです。

つまり、この電気信号を伝える出力ニューロンの障害により、徐々に視野が障害されていくのが緑内障の本質なのです。

ちなみに、他の失明原因でもある網膜色素変性症は、「光を電気信号に変える桿体細胞や錐体細胞が障害されていく」という、緑内障とは違った、電気信号変換レベルの細胞障害なのです。一方で、この「桿体細胞や錐体細胞で起きた電気信号が伝わらなくなる」伝達系障害が緑内障なので、視野が欠ける原因が違います。

眼圧以外の緑内障の発症原因

この緑内障が、従来は全てが眼圧によって起こる病気だと信じられてきました。しかし、網膜神経節細胞を障害することが原因ならば、眼圧だけでなく、視神経への機械的圧迫や血流障害により、網膜神経節細胞が障害を受けていてもおかしくはないと思います。このことについては、ドイツでは強く示唆する研究があります。

さらに、光の情報伝達に必要なグルタミン酸の濃度の上昇も原因かもしれません。ミューラー細胞の中にあるこのグルタミン酸トランスポーターの機能異常が、神経細胞死の原因かもしれないとの研究もあります。

これらのいくつかの眼圧以外の原因があるからこそ、緑内障患者の7割が正常眼圧であったことが納得できます。のちほど治療について述べますが、眼圧だけでなく、どのようにして視神経、つまり網膜神経節細胞の栄養血流を増やし、どのようにして機械的圧迫を防いでいくかなどの、現実に行っていて成果を上げている治療方法について、考えることができます。

まずは、緑内障の診断基準について、見ていきましょう。視野欠損が重要なことは確かですが、これについても、網膜神経節細胞との関連から見直していきましょう。

視神経障害をみる視野異常はどう測るのか？

緑内障の視野障害について考えていきましょう。

視野計では、機械で光った点が見えるかどうか、患者がボタンを押して答えます。目は中心部分を見たままであり、動かしてはなりません。ただ、いくら注意しても、光った点を目で思わず追ってしまう患者もいます。さらに、光の点が見えたかどうかの感覚が、人によってかなり違います。なんでもボタンを押してしまう人もいますし、見えているのにはっきりしないと思って、ボタンを押さない人もいます。

これが、視野検査などの自覚的検査の問題点です。何度も行って次第に正しい検査結果が出ることも多いのですが、視野だけでは正しい検査を行えないこともあります。

また、古いゴールドマン視野計（写真Ｃ）では、神経節細胞障害が50％以上、またハンフリー自動視野計（写真Ｄ）では、神経節細胞障害が20％以上ないと、視野異常として検出されないということは重要です。つまり視野検査だけでは、早期の緑内障発見は難しいということです。

このため、すでに何度か述べていますように、日本では緑内障患者が６００万人以上とされていますが、現実には、視野障害が現れる視神経障害が50％より手前の、もう少し軽い患者を入れると、緑内障患者ははるかに多く、私の印象では１０００万人以上と考えたほうがよいと思っています。また、今後のさらなる社会の高齢化で、緑内障患者はさらに増えると思ったほうが的確です。

写真C　ゴールドマン視野計

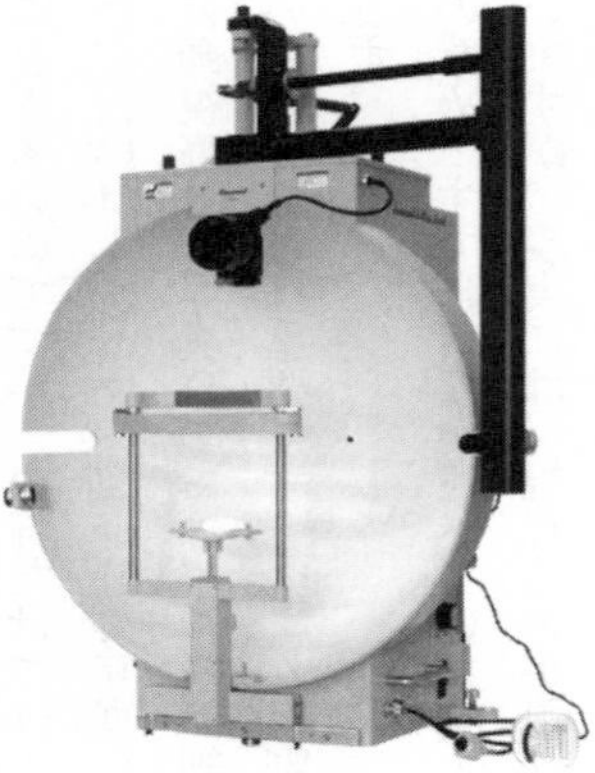

写真D　ハンフリー自動視野計

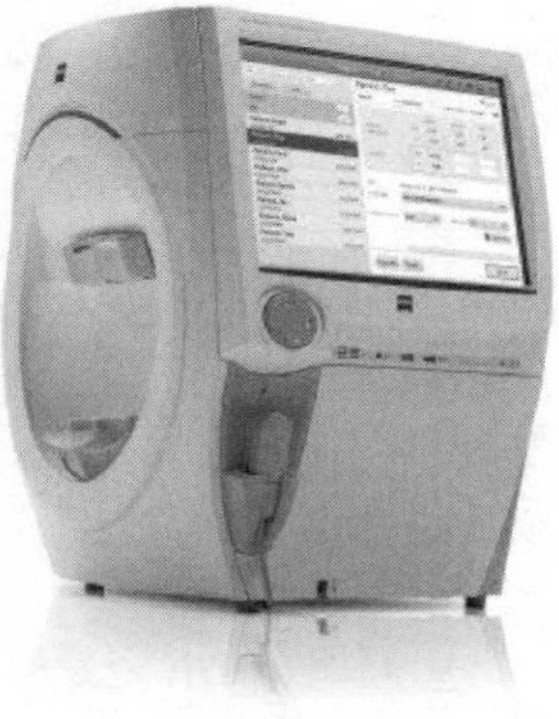

視神経はどんな働きをしているのか

視神経は、脳から出た12対ある脳神経のうちの第Ⅱ脳神経で、かなり太い神経です（図26）。これが網膜に枝を広く張っています。網膜で光信号が電気信号に変換され、この視神経を通って後脳へと運ばれます（図27）。この視神経は網膜神経節細胞（ガングリオン細胞、Retinal Ganglion Cells：ＲＧＣｓ）の軸索突起の集合体であり、これが障害されるのが緑内障であることはすでに説明しました。

繰り返しますが、緑内障の視神経障害の本質は、網膜神経節細胞の障害なのです。このＲＧＣｓの障害は、視神経から伸びる網膜中の神経線維走行と一致します。そしてこの走行に一致して、見える範囲の障害、つまり視野欠損が起こります。

視野検査はかなり歴史のある方法です。

以前はゴールドマン動的視野計というものを使って検査していました。これは検者が手でアームを動かして、光る点を外から内へと動かして検査するものです。

しかし、これでは測定する検査員により結果が変わってしまいます。また、動きを見る周

図26　脳神経12対と視神経

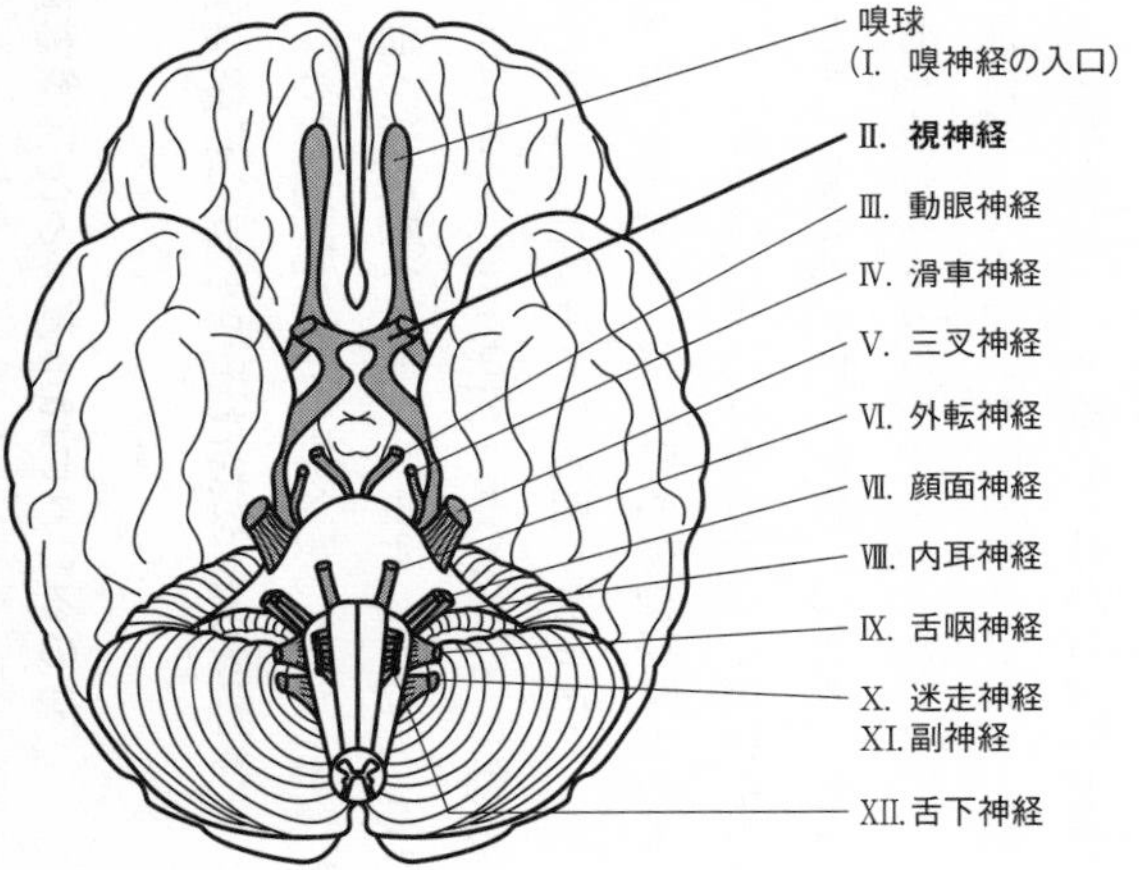

図27　網膜と視神経と脳の関係

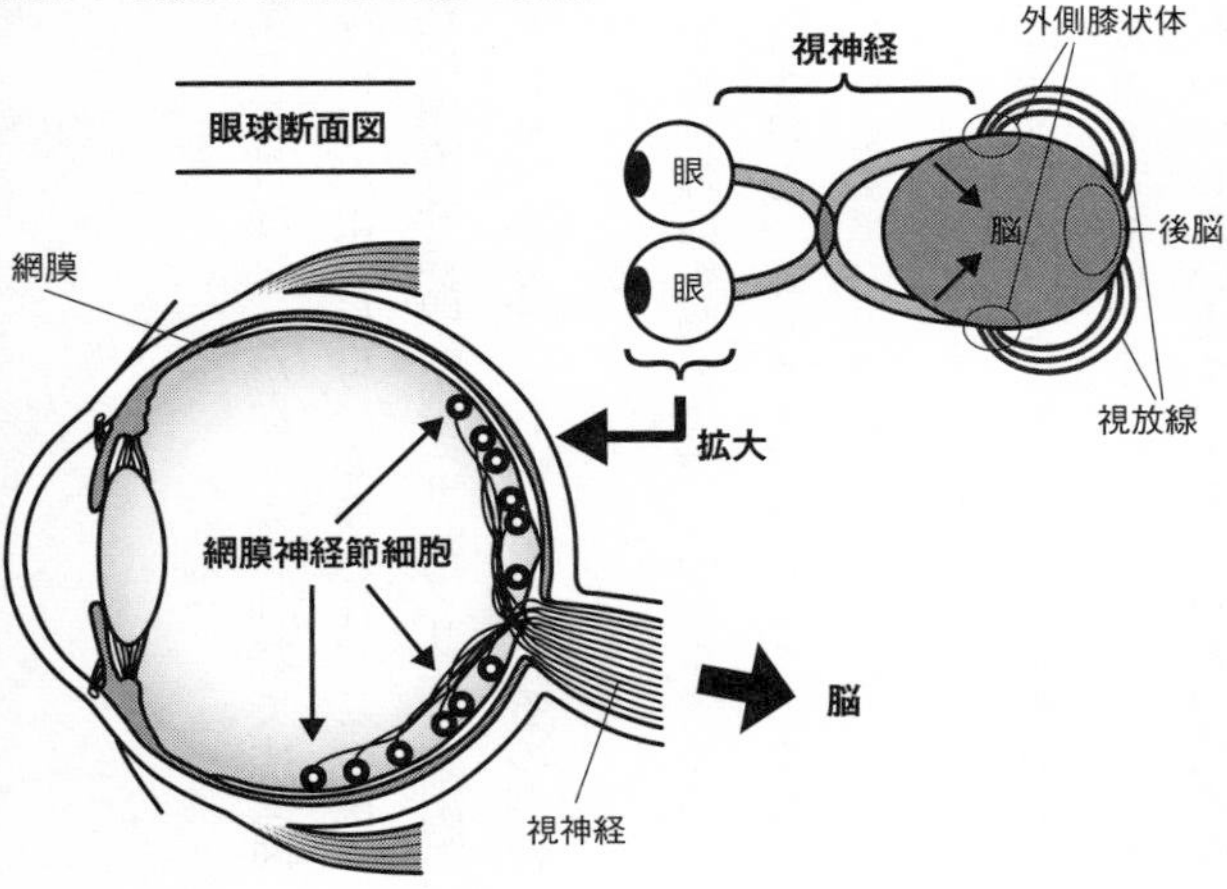

辺視野の細胞機能検査にはよいかもしれませんが、静的で精密なものを見るための中央の錐体細胞の機能である中央視野の精密な検査が難しかったのです。

現在使われるのは、ゴールドマン視野計ではなく、ハンフリーなどの静的視野計がほとんどです。これは白いドームの中で、決まった位置で光の点が突然に点灯します。患者は中央の固視点《こしてん》を見たままで、目は動かさないで、そのドーム状の光の点が見えたならば、ボタンを押すのです。

視野計といっても、限りなく広く検査はできません。通常は、30度の範囲を測る30－２検査プログラムが普通で、76点の検査点で、各検査点間隔は６度です。緑内障が進行して視野が極端に狭くなった方などでは、視野の中央の10度範囲を測る10－２検査プログラムを行います。これは検査点間が２度であり68点の検査点です（図28）。

この視野検査は、被検者が自分で光が見えたと感じたらボタンを押す自覚的な検査です。自覚的に見える範囲を測ることは重要ですが、被験者によっては、光ってもいないのにボタンを押したり、光ってもタイミングが合わずに押さなかったりすることもあります。また、疲れて測れないとか、中央に目を固視できずに点灯した光を目で追う人もいて、必ずしも視野検査の信頼度は完全とは言えません。

図28　ハンフリー視野計の検査プログラムの例

中心30-2

76点(6°間隔)

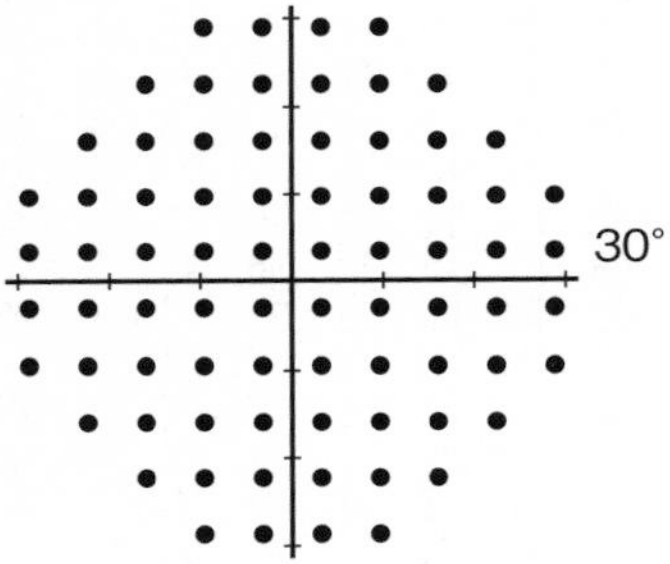

中心24-2

54点(6°間隔)

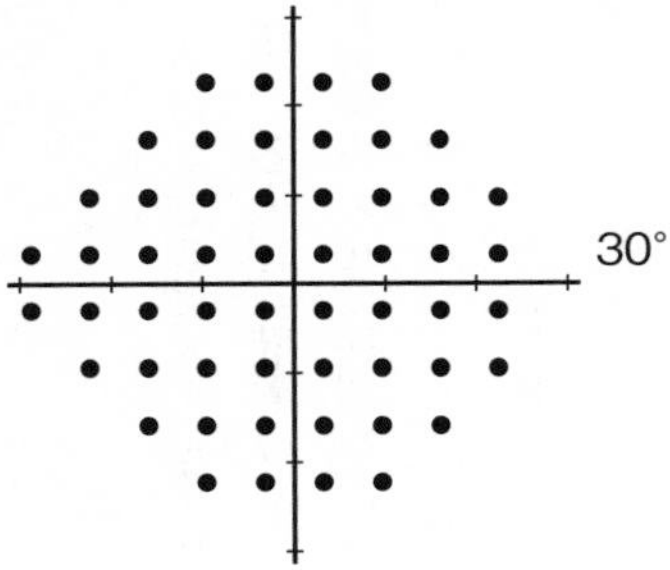

中心10-2

68点(2°間隔)

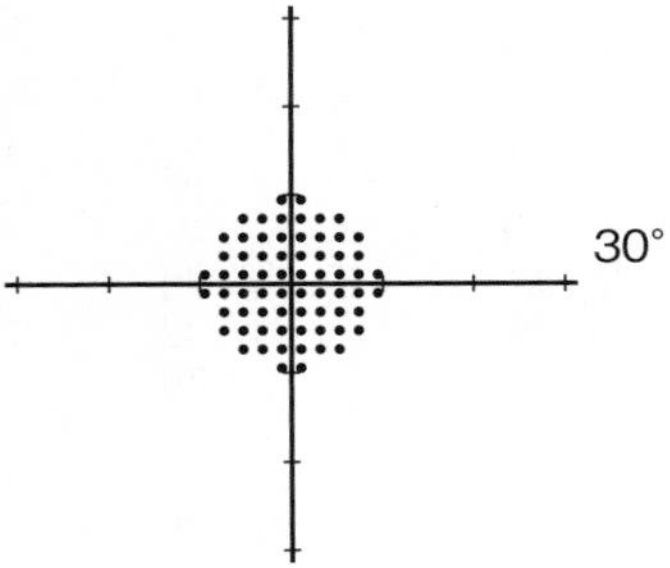

一方で、この検査で分かる視野欠損は、視神経、つまり網膜神経節細胞への障害の表れなのです。つまり、視神経障害の本質である網膜神経節細胞（ＲＧＣｓ）については、自覚的にではなく他覚的に測定するほうが、より敏感であり、正しく、しかも早期に障害部位が測定できる可能性があります。

経験と熟練を要する眼底検査

この緑内障で起こる視神経障害を測定する方法や装置を見てみましょう。

緑内障による本質的な変化が、視神経から網膜へと伸びる網膜神経節細胞障害だと述べました。この障害は、眼底カメラでも色味が変わるので分かりやすいものです。網膜神経線維層の脱落部分は、外から当てられた光の表面反射ができなくなり、眼底カメラの写真や倒像鏡などで光を網膜に当てて見ても、網膜神経線維欠損部が暗くなります（写真Ｅ）。

これが、以前から網膜神経線維層欠損（Retinal Nerve Fiber Layer Defect：ＲＮＦＬＤ）と呼ばれてきました。これは検査に慣れた眼科医なら分かる、明らかな緑内障の所見なのです。

しかし残念ながら、視野検査では、よほどひどくないと、その視神経線維欠損に合った視

写真E　眼底カメラの写真に現れた緑内障所見

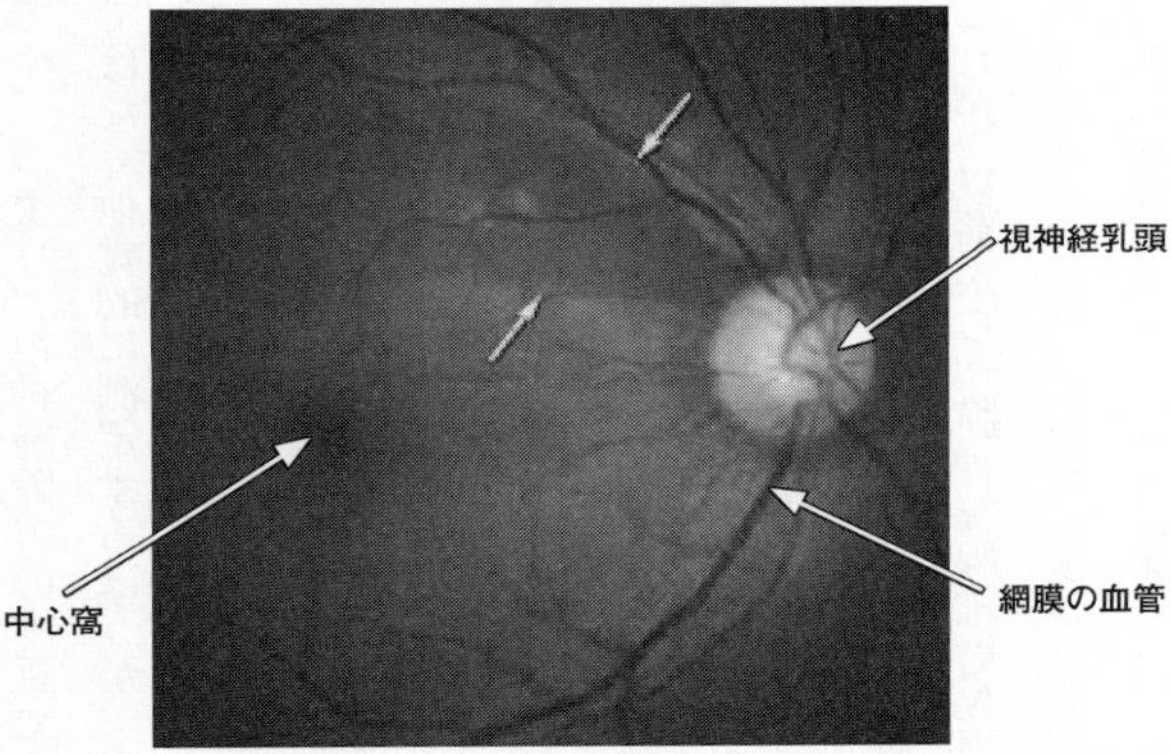

丸く光った部分が視神経乳頭。矢印の間の暗くなった部分が網膜神経線維の欠損部。

野欠損が現れないことも多いのです。ゴールドマン視野計で50％の神経節細胞障害がないと、またハンフリー静的自動視野計でも20％以上の神経節細胞の異常がないと、視野には異常所見が出ないのです。

つまり、緑内障の標準検査である視野検査だけでは、見落とす緑内障が多いのです。

これを補うためにも、眼底検査をしっかり行い、視神経自体の障害を見なければなりません。具体的には、視神経乳頭の上下方向の楕円《だえん》形の陥凹《かんおう》（図29）、乳頭辺縁《へんえん》部のノッチ（切れ目）や消失、また乳頭出血などを観察したり、先ほども述べた網膜神経線維層欠損（RNFLD）を見るのです。

しかし、これはかなり経験と熟練を要する

図29　視神経乳頭の陥凹

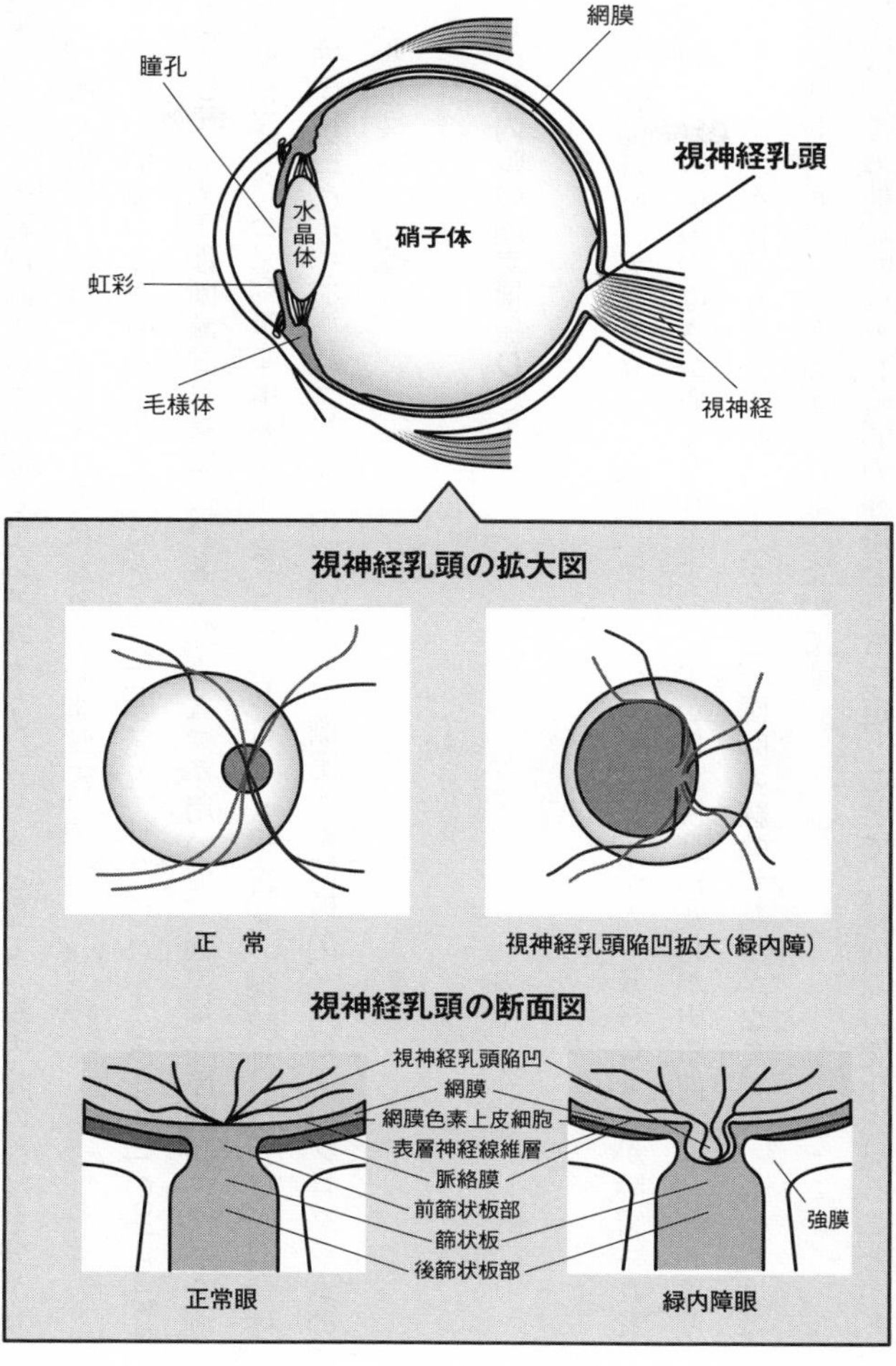

網膜
瞳孔
視神経乳頭
水晶体
硝子体
虹彩
毛様体
視神経
視神経乳頭の拡大図
正　常
視神経乳頭陥凹拡大（緑内障）
視神経乳頭の断面図
視神経乳頭陥凹
網膜
網膜色素上皮細胞
表層神経線維層
脈絡膜
前篩状板部
篩状板
後篩状板部
強膜
正常眼
緑内障眼

ことです。多くの緑内障患者を治療している我々なら、パッと見て、緑内障の程度も分かりますが、多くの眼科医は見落とすことになりかねません。

そこで、網膜の断層撮影をするために開発されたＯＣＴ（Optical Coherence Tomography：光干渉断層計）装置（Ｐ８・写真Ａ）を用いて、網膜神経節細胞の厚さを測定し、解析するようなモードができました。ＲＧＣｓ障害を、網膜神経節細胞複合体（Ganglion Cell Complex：ＧＣＣ）の障害として測定する機械が、ＯＣＴのプログラムの中で発展してきています。

新しい緑内障の測定機械ＯＣＴ

網膜神経節細胞（ガングリオン細胞、Retinal Ganglion Cells：ＲＧＣｓ）が障害されれば、その部分の網膜の厚さが薄くなります。ですから、視野に変化が出る前でも、どの程度の障害があるかを他覚的検査で知ることができ、医師の経験に基づかなくても、ある程度は緑内障の診断を正確に下せるようになったのです。

近年は、この他覚的検査を時間の経過とともに追うことで、緑内障の変化を見ることが多くなりました。ただし機械の判定ですので、やはり最終的には、眼科医が直接視神経などを自分の目で見て判断を下すべきです。

ところが最近は、ＯＣＴの緑内障解析分析装置でしか緑内障を診断できない医師も出てきました。これは問題です。つまり現在でも、経験豊富な眼科医による、視野や、特に視神経の検眼鏡(写真Ｆ)やスリットランプ(Ｐ126・写真Ｇ)での直接観察の重要性は変わりがないのです。

ＯＣＴとともに、従来からの目を直接検査して判断する能力は、より一層求められるのはいうまでもないことです。しかし、ＯＣＴ装置での緑内障診断モードなどの検査機械の発展とともに、視神経を正しく見たり視野を判断したりできる眼科医が減ってしまったことも事実なのは困ったことです。

繰り返し言います。初期緑内障でも、網膜神経細胞の約20％から50％もが障害され、消失しているのです。この程度の障害では、従

写真Ｆ　検眼鏡

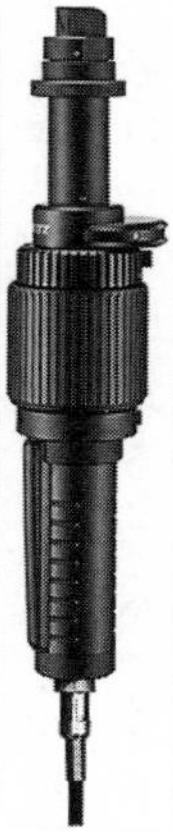

来の視野での検査のみでは分かりませんでした。視神経を直接見れば分かることが多いのですが、視野には緑内障所見が出ないことが多いので、気づかれません。これでは早期発見・早期治療ができなくなります。

この時期を前視野障害期と呼んでいます。しかしこの時期でも、異常のない人と比較しますと、網膜神経節細胞複合体（GCC）の厚みは20％から30％ほど薄くなっているのです。これをOCTで測定すると、ハンフリー視野検査でも、通常の大まかな30度範囲の視野である30－2タイプでは測定できなくても、10度以内の精密な10－2検査では、GCCの薄くなった菲薄《ひはく》化《か》部位に、一致した感度低下が見られることはよくあります。

ここでさらに詳しく、緑内障の障害されている本質である網膜神経節細胞RGCsを具体的に見てみましょう。

網膜は10層の膜ですが、視機能と関係するのは9層の神経網膜です。そのうち錐体細胞や桿体細胞のような光を電気信号に変える部分以外の、視神経乳頭周囲から黄斑部に伸びる網膜神経線維層厚（circumpapillary Retinal Nerve Fiber Layer Thickness：cpRNFLT）は薄くなり、これが緑内障の進行具合を評価するのに良いことが分かってきました。

具体的に障害されて薄くなるのが、表面から、網膜神経節細胞層（ganglion cell layer：

ＧＣＬ）と樹状突起が含まれる内網状層（Inner Plexiform Layer：ＩＰＬ）であり、これと最表面の軸索である網膜神経線維層（ＲＮＦＬ）の３層です。

つまり、緑内障での視神経障害により、この３層の膜が薄くなるので、緑内障評価の基準にできるのです。そして、この３層を、網膜神経節細胞複合体（Ganglion Cell Complex：ＧＣＣ）と呼びます（Ｐ90・図24参照）。

簡単にまとめれば、緑内障の患者のＧＣＣを、ＯＣＴ装置で測定することで、誰でも容易に緑内障の障害部位と程度が、ある程度は分かるのです。

先ほども述べましたように、最近のＯＣＴ装置には、このＧＣＣを半自動的に測定するプログラムが入っており、緑内障の変化を定量的に評価することに役立っています。

つまり、緑内障の進行具合が早期から分かりますので、緑内障の手術時期を逃さないために必要な検査の一つとなっているのです。

緑内障視野障害の進行パターン

視野検査での視野障害は今でも重要な基準検査法です。この視野欠損での特徴は、先に障害されるのが鼻側であることが多いことです。この理由は、網膜では耳側が弱く、先に障害を受けることが多いためです。映像は水晶体レンズで反転するので、視野では鼻側の視野が障害され、まずは鼻側の視野狭窄を感じます。

また、さらに神経節細胞の走行に合わせた視野異常である暗点が出ます。視野の真ん中が障害されるのは、網膜黄斑部の加齢黄斑変性や、黄斑浮腫《ふしゅ》や黄斑変性などの炎症が起きたときです（P91・図25参照）。

一方で、この中心視野障害と異なり、緑内障の視野障害の場合は、中心点からやや離れた傍中心《ぼうちゅうしん》暗点から始まります。さらに進行すると、視神経線維走行が乳頭から弓状《きゅうじょう》に走行するために、弓状に広がった暗点が出てきます。

弓状の視野障害の形は、マリオット盲点（視神経乳頭には視細胞がないため、光を感知できず、そこに対応する視野は、マリオット盲点と呼ばれる暗点となり、どんな人にも必ず存在する）から、中央の注視点を囲むように、注視点から10から20度ほど離れた所に弓状に鼻側に伸びる暗点が出てきます。これをブエルム暗点（図30）と呼び、緑内障の暗点に特徴的です。

さらに視野障害が進行すると、暗点は広がり、鼻側の水平縫合《ほうごう》線にまで広がり、鼻側に階

図30　視野が欠けていくイメージ（右目）

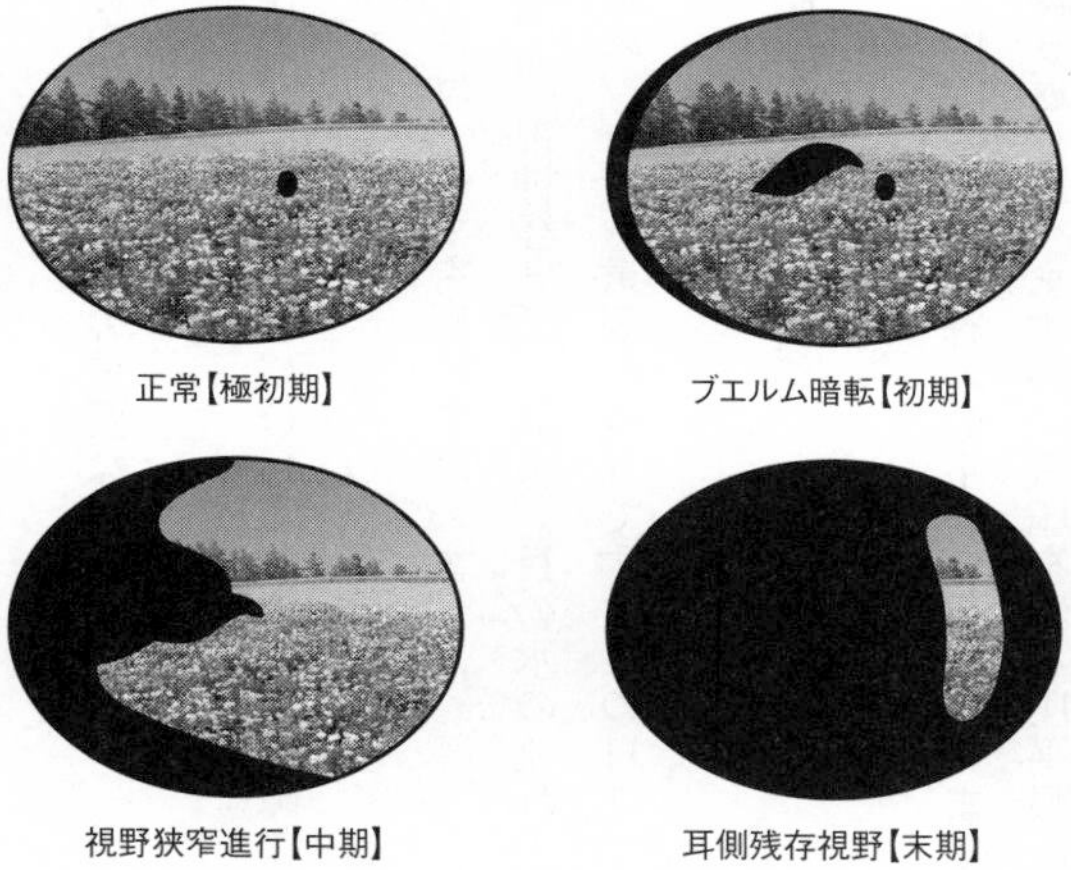

段状の暗点を作り、鼻側階段と呼ばれる暗点を呈《てい》します。

さらに末期になると、中心部分の視野のみが残って、周りは暗点となります。別の言い方をすれば、中心部の視野は末期まで残り、両眼で見ていると末期まで緑内障の進行に気づかないことも多いのです。

ぜひ、朝起きたら片手で目を隠して、右目、左目と、片目ずつで新聞や物や風景を見て、片方の視野がそれぞれ正常かどうかを確認する習慣をつけてください。これが緑内障の早期発見には重要です。

簡易視野検査法としては、大きめのカレンダーの中央を、片目を隠して、片目だけで見て、目を中央視のままで、カレンダーの数字を読みましょう。読めない数字の部分が、視野欠損の暗点である可能性があります。

緑内障のその他の重要な検査

視力、視野、さらにＯＣＴでのＧＣＣ障害を見るプログラムが出てきて、緑内障の診断が楽になっています。しかし、緑内障を多く診ると分かるのですが、直接視神経を見ることの重要性は、今でも廃《すた》れてはいません。

眼圧、視神経乳頭、網膜、目の水の流れ出る隅角などの検眼検査は、多くの情報を得られるため、とても重要な検査です。この日常での検査の意味を考えてみましょう。

眼圧の捉え方

緑内障の眼圧検査の数字の変化は、いまだに重要です。

繰り返し述べますが、眼圧を測る圧平《あっぺい》眼圧計（アプラネーショントノメーター）という標準的な眼圧計にはなじみがあるでしょう。患者は必ずこれで眼圧を測られます。目をフルオロ染色（フルオレセイン染色：染色部を鮮明に観察できるようになる）して、青い光の下で眼圧計を目に当て、角膜の歪みを診ます。歪みと圧計の重りで眼圧を測定するという、けっこう原始的な方法です。

これまでにも述べましたように、この眼圧の標準的な値が10～20㎜Hgであるという考えは、日本人より角膜の厚いドイツ人の目で測定して出したものです。目の角膜の歪みを診ているので、角膜の薄い日本人では、重りの値は軽くなり、眼圧測定値は低く出るのです。

さらにいえば、病的に薄い角膜や、レーシックなどの角膜を削る手術を受けた薄い角膜の目では、常に眼圧が低く出ます。ですから、眼圧だけは測定して、眼圧が正常値だから緑内障はありませんとか、コントロールが良い状態ですなどと患者が言われ続けていながら、じつは緑内障が進行して失明する例が多くあります。

緑内障での眼圧測定は重要ですが、同じ機械で同じ医師が測定した眼圧の経過を、治療の効果測定として参考程度に診ていく、というぐらいが現実的な眼圧の意味です。眼圧の値の1や2の違いを気にする患者は多いのですが、これは眼圧の本質的な意味を誤解しています。眼科医でも誤解している方が多いのです。

先ほども述べましたように、日本人の角膜がドイツ人に比べて薄いのであれば、補正をする必要があります。

たとえば、角膜の厚みが４５０ミクロンなど、とても薄い方で、重症の緑内障なのに、眼圧が12㎜Hgなので問題がないと放置されている、といった患者は多いのです。この薄さの角膜では、プラス７㎜Hgの補正が必要です。

このための補正換算表も、私とアメリカの眼科外科医仲間で作っています。

先ほどの例では、補正をして、プラス７㎜Hgを足すべきなのです。仮に測定値が15㎜Hgで正常眼圧だと言われても、じつはプラス７で22㎜Hg程度の眼圧があることになり、ということは、高眼圧を放置されていたということになります。

測定値が正常眼圧であっても、薄い角膜だったためにじつは眼圧が高く、緑内障が進んだ、などといった例はざらにあります。

さらに、これもすでに述べたように、緑内障の原因の7割は、眼圧だけでなく、むしろ他の要因が視神経障害を起こしているのです。ですから、眼圧が正常眼圧であっても、視神経をしっかりと観察して、視神経乳頭の形や視野など他の要素から緑内障の診断をしなくてはならないのです。緑内障の治療経過を見るのに、相対的な眼圧低下や上昇を見るのは意味がありますが、「正常眼圧」だからといって安心ではないということは覚えておいてください。

ここで、眼圧でも絶対的な意味があるのは、50㎜Hgなどという極端な高眼圧の場合です。非常に程度の大きい高眼圧であれば、それだけで「今にも失明しそうだ」「何とか下げねば失明するぞ」といった状況だということは分かります。

また、反対に、緑内障濾過《ろか》手術後や外傷後の毛様体《もうようたい》剥離などで眼圧が3㎜Hgなどと極端に低い時も、網膜をしっかりと観察して、低眼圧性網膜症を起こしていないかを知る必要はあります。これを放置していると、低眼圧により脈絡膜《みゃくらくまく》（P90・図24参照）剥離が起きてもきます。極端な低眼圧であれば、この予想もできます。

視神経乳頭の変化は重要だ

外来での検査では、眼圧の高さだけでなく、視神経の形によって、本質的に重要な視神経障害を推測できます。このため、先ほどから何度も申し上げていますように、外来の検査時に視神経そのものを観察することは非常に重要なことなのです。

現在は、ＯＣＴ（光干渉断層計）が進歩して、緑内障の主体である網膜神経節細胞複合体（ＧＣＣ）の障害をその厚みで測定することで、視野で検出する前でも緑内障を診断できるようになったのです。

一方で、このために、他の検査での視神経乳頭の変化などを十分に診ることができない眼科医も多くなってきています。現在でも病気や治療適用や治療効果判定のために、視神経乳頭を直接見て判断することは、非常に重要なのです。

視神経は、脳神経12対のうちの2番目に相当する重要な神経です。この視神経は、網膜神経節細胞の枝にあたる軸索の集まりです。緑内障の本体である、この「軸索障害」は、視神経の出入り口の周辺の線維組織である視神経乳頭篩状板部（P15・図3参照）で起きます。

この障害はいくつもの原因がありますが、眼圧だけでなく、圧迫や血流障害によっても起こるものなのです。ですから、軸索の障害変化の情報は、視神経乳頭の検査でかなり得られるわけです。

視神経の検査で重要なのは、乳頭の陥凹、乳頭障害にあった網膜視神経線維層欠損、その障害が始まる場所での乳頭出血の3点です。

図31　視神経乳頭陥凹拡大

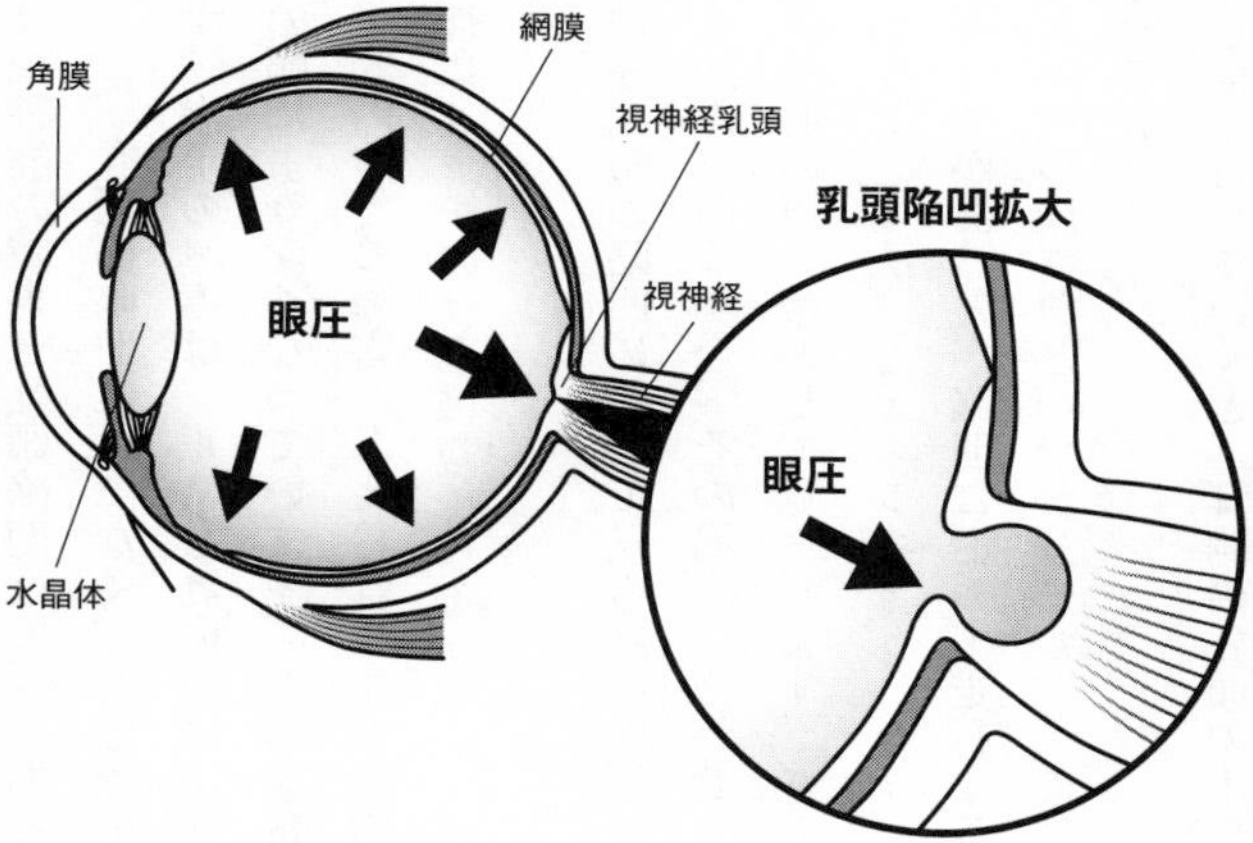

視神経乳頭陥凹

視神経は、正常な場合でも、中央がややへこんだ、やや縦長の形をしています。

この陥凹が、緑内障では広がってきます。つまり、視神経の障害により組織が薄くなっていくために、陥凹拡大（図31）が起きるのです。陥凹拡大だけでなく、視神経の直径も拡大していきます。つまり大きな視神経の直径と、中央部の白くなった陥凹部の拡大は、緑内障の大きな特徴です。

乳頭の陥凹拡大は、網膜神経線維の減少を表すものであり、乳頭の陥凹の深くなるのは、篩状板結合織《けつごうしき》の減少の表れだと理解できます。

つまり視神経の障害と乳頭陥凹は関係があるのです。

さらに、乳頭の陥凹だけでなく、乳頭周囲の土手（リム）の盛り上がりの部分も重要な所見です。土手の厚みは、正常な乳頭では下方が厚く耳側が薄い、つまり下方、上方、鼻側、耳側の順により薄くなっています。この順番が崩れるような、リムという土手の薄くなる状況は、緑内障での障害が考えられます。緑内障でよくあるのは、上下方向に薄くなる、ある局所性にノッチのように薄くなる（P103・図29参照）、末期では全周が薄くなる、などの変化です。

視神経乳頭の陥凹に伴って見られる所見もあります。一部が局所性に薄くなってノッチのように凹《へこ》んでいる場合、その場所に合わせて、網膜神経線維層欠損（NFLD）が網膜上に薄暗い反射の悪い帯として見られます。さらに、このノッチに合わせて乳頭の辺縁の出血がみられることも大きなサインです。

乳頭陥凹があると、陥凹に沿って走行する血管が鋭的《えいてき》に折れ曲がります。この血管の所見からも陥凹の深さなどが分かります。この部分に相当した網膜神経線維層欠損も見られるのが普通です。

さらに進行していくと、耳側の乳頭の土手がもっと薄くなり、ほとんど消えてしまうことがあります。こうなると、非常に進行した緑内障のサインだと分かります。耳側から薄くなった土手が全周に広がっていきますと、もはや末期の緑内障です。

視神経乳頭出血があるとどうか？

そして、これまでにも出てきましたが、緑内障の進行の危険因子として、視神経乳頭の辺縁の出血があります。小さい出血なので見落とされることが多いものです。乳頭の耳下《じか》側や耳上《じじょう》側によく見られ、陥凹のノッチや網膜神経線維層欠損近くに出ます。比較的進行期に出ることが多いので、それ以降の緑内障の悪化を予測できるものです。

第４章　眼圧がなぜ上がるのか？

図32　前房と後房

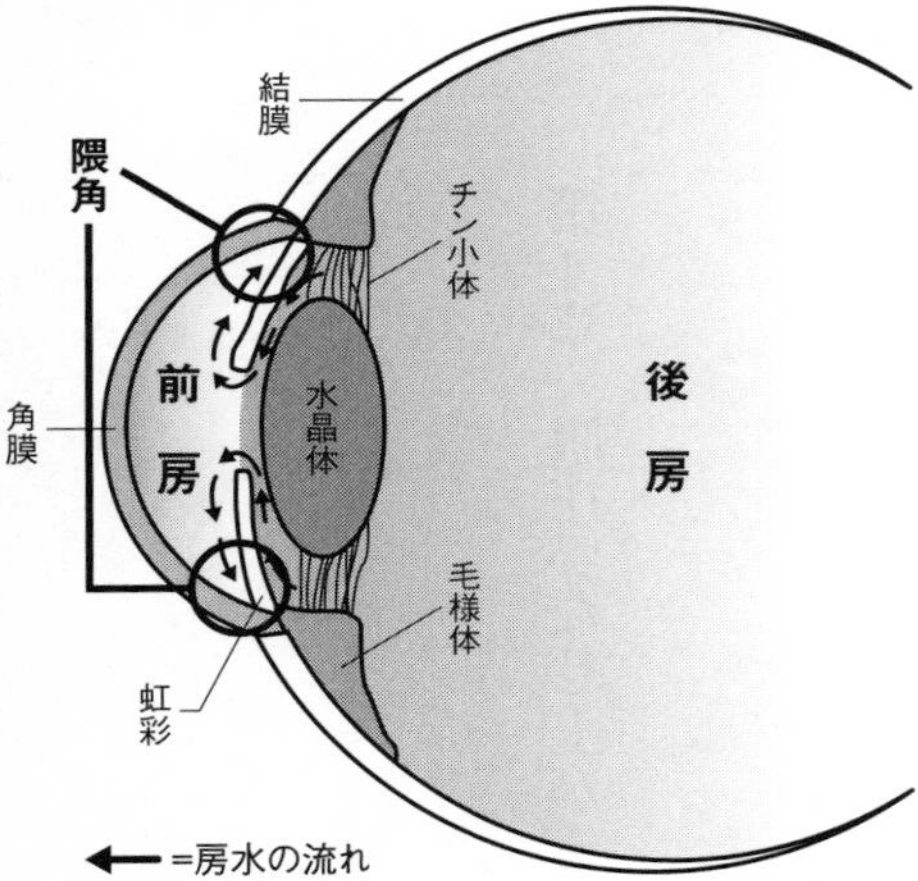

水の流れ道である隅角の検査

ここまでにも見てきましたように、緑内障の原因で、はっきりと治療の目標になるのが眼圧です。眼圧を語るには、目の中の水がどこで作られ、どのような経路で流れ、血管系に戻っていくかを知ることが必要です。見てみましょう。

目の中の水を「房水《ぼうすい》」と呼びます。房《ぼう》とは、区切られた空間の部屋のような意味です。区切られた空間である目において、前方空間を前房《ぜんぼう》といい、後方を後房《こうぼう》と呼んでいます（図32）。

毛様体突起から分泌された房水は、虹彩の

図33　房水の流れ（主経路と副経路）

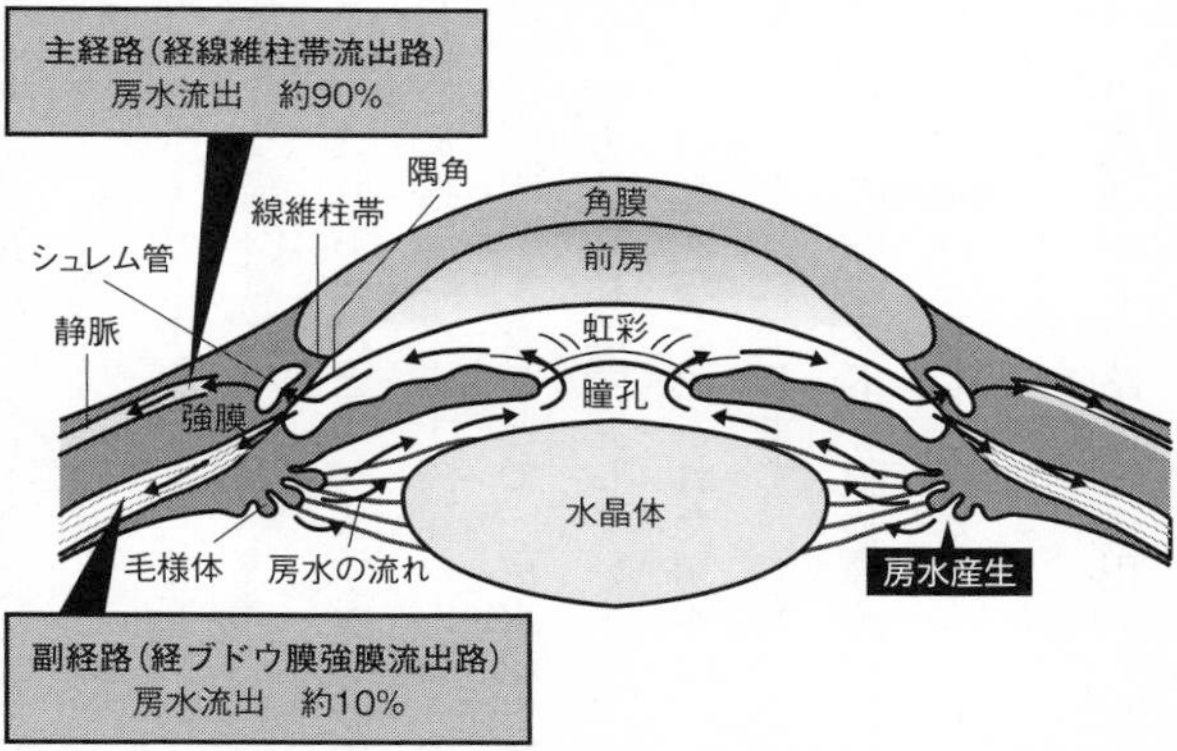

毛様体で作られた房水の9割は、瞳孔→隅角→線維柱帯→シュレム管を通り静脈へと帰っていく。

裏を通り、瞳孔を通過して、前房に至り、さらに角膜と虹彩の間の角度を持った隙間《すきま》である隅角へと入っていきます。隅角の先では、メッシュワーク状の、風呂の下水溝のような「線維柱帯」を通り、9割はシュレム管という管に入ります。そしてさらに集合管、上《じょう》強膜静脈《きょうまくじょうみゃく》へと帰っていきます。また、1割は、毛様体と強膜の間のブドウ膜強膜流出路（Uveoscleral Pathway）から出ていきます（図33）。

目の中の房水は、毛様体突起の上皮細胞から、Na（ナトリウム）とK（カリウム）のイオンを介して、能動的輸送で後房に分泌されます。この房水産生には、炭酸脱水素酵素が関与しています。

このため、（後ほど詳しく述べますが）緑内障の治療薬では、炭酸脱水素酵素阻害剤が使われます。この薬で房水の産生を抑えるのです。さらに、これも後でまとめますが、βブロッカーのチモロールなどは、非選択的（受容体の選択性が低いこと）に作用し、房水産生の抑制を行う緑内障薬です。

また、これも後ほど述べますが、眼内内視鏡を駆使して、通常は見ることのできない毛様体突起を直接モニター上で見ながら、毛様体突起の上皮に適切な高エネルギー・レーザー波を熱凝固照射《ねつぎょうこしょうしゃ》することで、房水産生機能を抑えて難治緑内障眼の眼圧を劇的に下げる、新しい手術方法を私は開発しています。

毛様体突起から分泌された房水は、瞳孔、隅角へと入り、メッシュワーク状の線維柱帯を通りシュレム管に至ります。でも、途中で水の流れの抵抗があれば眼圧は高くなります。毛様体と強膜の間のブドウ膜強膜流出路から水が出ていく際の抵抗も、眼圧を上げます。

これも後で繰り返しますが、シュレム管を介した流出を増やして眼圧を下げる薬がプロスタグランジン剤です。また、ブリモニジン（商品名アイファガン）は、房水産生抑制とともにブドウ膜強膜流出路促進作用もあり、眼圧を下げます。

さらにこれもまた、後で詳しく解説しますが、線維柱帯の抵抗を下げる手術はいくつもあります。薬では不十分であれば、早めに手術療法を追加することが非常に重要です。従来行われている線維柱帯を切り開くトラベクロトミーや、その他多くの変法があります。それに加えて、毛様体と強膜の間の流出を増やす手術方法も私は開発しています。

瞳孔癒着《ゆちゃく》などで、目の中の水の行き場がなくなり、虹彩を持ち上げて隅角が閉じると、急に眼圧が非常に高くなることがあります。このような患者は、目が痛くなり急速に視力を失います。閉塞隅角緑内障といいます。これは速やかな白内障手術や周辺虹彩切除術で治癒できます。これも後ほど解説します。

このように、隅角の検査では、隅角がよく開いているか、さらに線維柱帯のメッシュワークが詰まっていないか（つまり線維柱帯に色素細胞が詰まって、茶色の帯に見えるようなことがないか）などを診ます。さらに、隅角が開いていても、炎症所見がある場合には、虹彩の一部がテント上に張りだして癒着していないかどうか、また血管組織が伸びていたりしないか、など異常所見を詳しく観察します。

この目の中の水の流れを詳しく見ないと、緑内障の発症原因を特定することもできなくなります。

白内障と緑内障発症の密接な関係、白内障手術で隅角を開く

また、大事なのは白内障と緑内障発生の関係です。水晶体の細胞は、初期胚《しょきはい》において定義される3種類の細胞群（外胚葉、中胚葉、内胚葉）のうち、外胚葉系の細胞です。髪の毛や爪も外胚葉系であり、それらと同様に、水晶体も生涯成長し続けます。20歳代では水晶体の直径が7ミリほどであるのが、80歳代では9ミリとなるほどに成長します。

しかも白内障になると、代謝異常による水膨《みずぶく》れみたいなもので水晶体が厚くなります。この結果、虹彩が水晶体により持ち上げられて、角膜と虹彩の間の隅角が狭くなります。狭いところを房水が通るので抵抗が上がります。すると房水の眼圧が上がり、緑内障が悪化することになるのです（P64・図15参照）。

この状態を改善するには、できるだけ早く、良い白内障手術を施行することです。

眼内レンズを選択することになりますが、緑内障の進行によって視野が狭くなっていることが多いのが問題です。このようなときにはなおさらですが、同じ軸上にて裸眼で全ての距離が見える「新型多焦点レンズ移植術」をすることによって、より良い手術後視力を出すこ

とができます。

国際学会でも、「緑内障の手術治療で、最初にすべきは白内障手術だ」と宣言されたほど、白内障は緑内障を引き起こす原因として重要なのです。白内障手術後は隅角が広くなり、房水の流れも良くなるため、眼圧も下がることが多いのです。

（１）隅角が閉じて高眼圧となっている場合

隅角が閉じると非常な高眼圧となり失明する

隅角が狭いと眼圧が高くなることはすでに述べました。とはいえ通常は20㎜Hg以上あったとしても、30㎜Hgほどです。ところが隅角が完全に閉じると60㎜Hgほどに上がります。こうなると、急速に視神経障害が進んで、１週間ほどで失明する方もいます。

これだけ高い眼圧ですと、血流も遮断《しゃだん》され、急速に神経細胞が死滅していきます。この隅

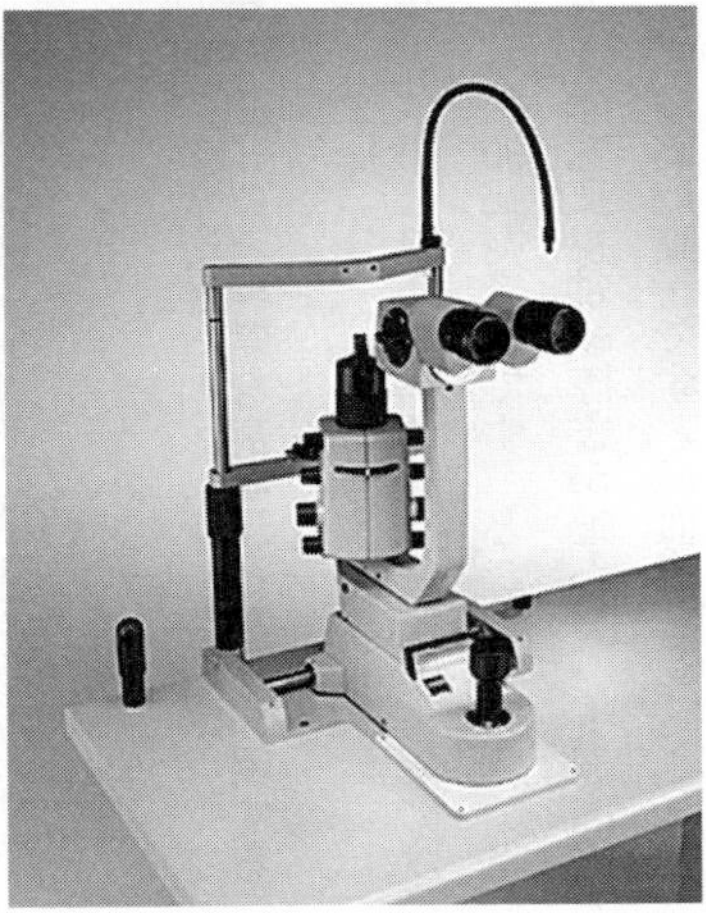

写真G　スリットランプ（細隙灯顕微鏡）

角閉塞《へいそく》はスリットランプ（細隙灯《さいげきとう》顕微鏡、写真G）にてすぐに分かります。はっきり見たいのならば、前眼部OCTという断層撮影で隅角が閉じていることが分かります。

隅角が閉じる原因はいくつかあります。もともと強い遠視などで隅角がとても狭い目では、夕方から夜間にかけて瞳孔が開き虹彩が開くと、虹彩が隅角に寄っていった時に、虹彩と角膜が癒着して、隅角が閉じることがあります。

さらに多い原因は、炎症などにより瞳孔縁が水晶体と癒着することです。すると、毛様体突起でできた水が、瞳孔領（瞳の真ん中）を通れずに虹彩を下から持ち上げます。持ち上がった虹彩が隅角を閉じるのです。

この閉塞隅角緑内障は、薬では一時的に眼圧を下げられても、時間稼ぎだけです。根本的治療は手術となります。

閉塞隅角緑内障手術での注意――レーザー手術はやってはいけない

瞳孔閉鎖によるものでも、虹彩が周囲に寄って起きても、隅角が閉じると、毛様体突起で分泌された水が瞳孔を通れずに虹彩を持ち上げて、どんどんと眼圧が高くなります。この水を通す道を虹彩に作る必要があるのです。

このとき、多くの施設でレーザーを使って虹彩に穴をあける方法をとります。でも、これは基本的にはやめてください。

閉塞隅角緑内障となると、先にも述べたように、眼圧が60㎜Hg以上に上がります。すると、高眼圧のために角膜が浮腫を起こします。浮腫を起こして濁った角膜を通してレーザー治療をすると、かなりの高出力のレーザーを使うことになります。

これが、切る目的のＹＡＧレーザー（ヤグレーザー：固体レーザーの一つ）を使用した、角膜浮腫が起きる前での、数発の予防的なレーザー周辺虹彩切開ならまだ分かります。しかし、閉塞隅角緑内障の発作が起きて眼圧がすでに高くなって、角膜が浮腫状態の目には、角膜が濁るためにレーザーが通りにくく、高出力を出さないと虹彩に穴があかないので、強い

図34　角膜内皮細胞

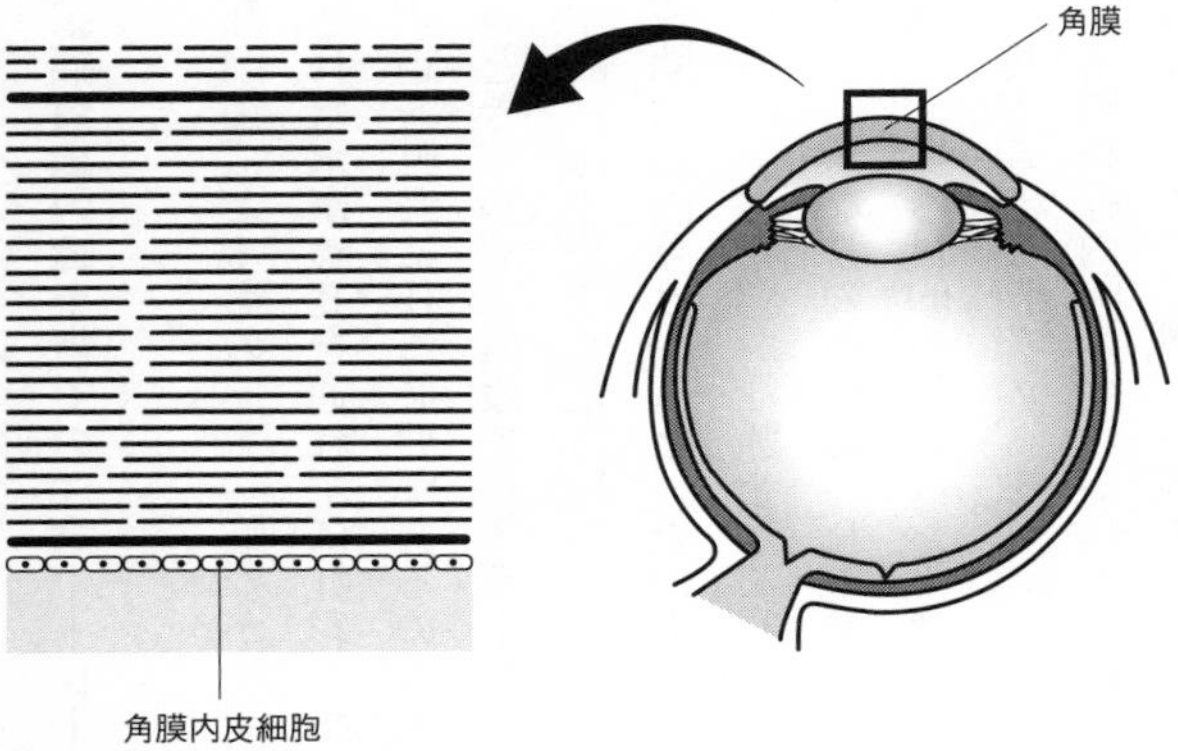

角膜の呼吸や代謝を担い、角膜を透明に保つためにとても大事な細胞である。

レーザーを、角膜を通して虹彩に当てることになります。この結果、レーザーによって角膜内皮細胞（図34）が障害を受けます。

さらに、切る目的のＹＡＧレーザーではなくて、本来が凝固させる目的のアルゴンレーザーを数多く打って虹彩に穴をあけようとした場合にも、強いレーザー光によって角膜内皮細胞が障害されます。

角膜内皮細胞はいったん障害されますと、再生しないので、もう二度と治すことができません。角膜内皮細胞は角膜を透明に保つために細胞内の水を排出するポンプ作用があります。角膜内皮障害で角膜細胞の透明性を保てなくなり角膜混濁《こんだく》が起これば、角膜内皮移植の角膜手術が必要になります。

さらに、レーザーでは不十分な虹彩の穴を作るだけなので、眼圧が下がるどころか、炎症が増えて、かえって眼圧が上がることになりかねません。

閉塞隅角緑内障は、手術室にて、周辺虹彩切除術か、はじめから白内障手術を行えば、救えます。もしも眼圧の低下が不十分であれば、数は少ないですが、その後に緑内障手術を施行すれば問題ありません。

狭隅角でも、基本はレーザーで虹彩に穴をあけることはしてはいけない

閉塞隅角緑内障を起こす前の、隅角が狭い方に、予防的にレーザーを打ち、虹彩に穴をあけられる方が結構多くいます。この予防的レーザーであれば、切るためのＹＡＧレーザー数発であれば、慣れた医師ならさほど問題はないでしょう。しかし、この周辺虹彩に穴をあけるのにアルゴンレーザーを使う医師も多いのです。

そもそもアルゴンレーザーは、先ほども述べましたように、熱凝固させるためのレーザーです。この治療は保険で認められており、かなり高額のレーザー手術料金を得られることもあって、積極的に行われています。その結果、角膜内皮細胞を障害されて、角膜浮腫が起き

図35　水晶体落下（核落下）

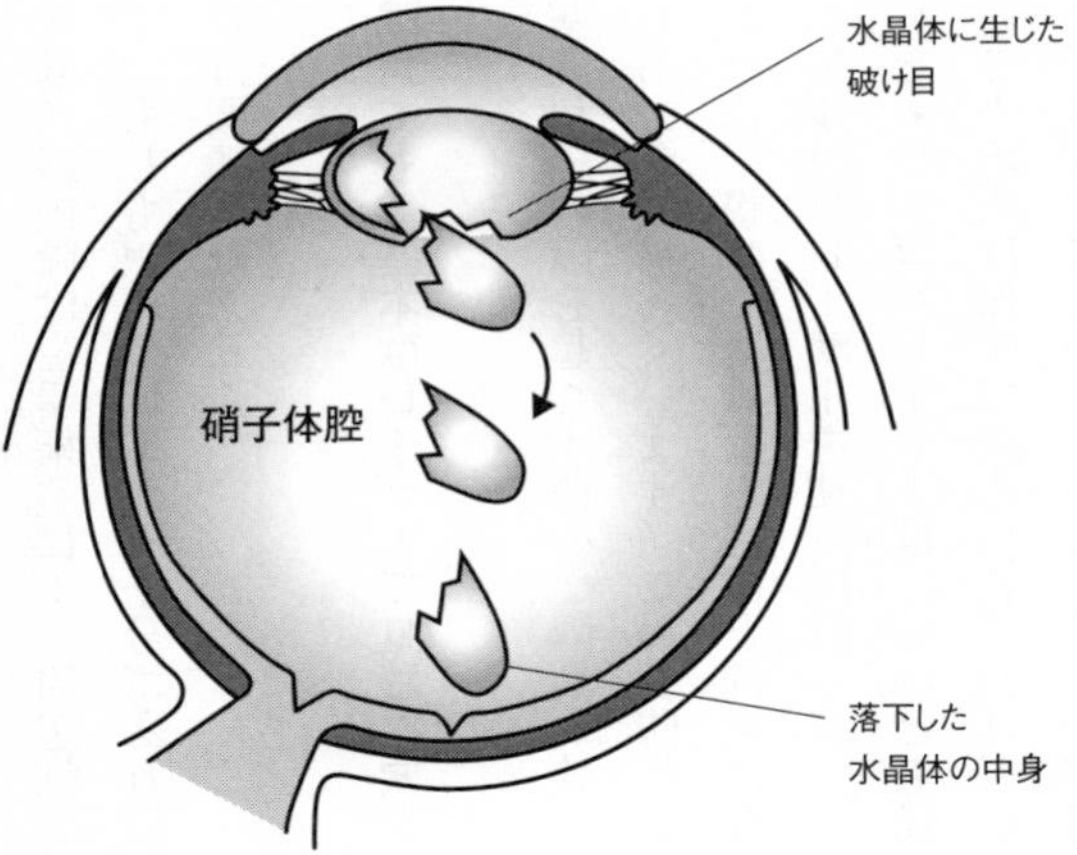

て視力が落ち、当院に来院される方がじつに多いのです。

　もっとひどいのは、アルゴンレーザーで周辺虹彩に穴をあけようとして角膜内皮細胞を障害しただけでなく、穴があかずに炎症が強く出て眼圧がひどく上がったり、視神経障害がかえってひどくなり、ほとんど失明状態で当院に助けを求めてくる患者も多いのです。

　実際にあった例ですが、周辺虹彩へのレーザー照射後に、白内障も合併して、大学病院を紹介されたのですが、角膜が濁っているためもあり、白内障手術に失敗して核落下（摘出予定の水晶体が硝《しょう》子《し》体《たい》内に落ちてしまう、図35）を起こし、続いて硝子体手術（図36）となったのですが、これもうまくいかずに網

図36　硝子体手術

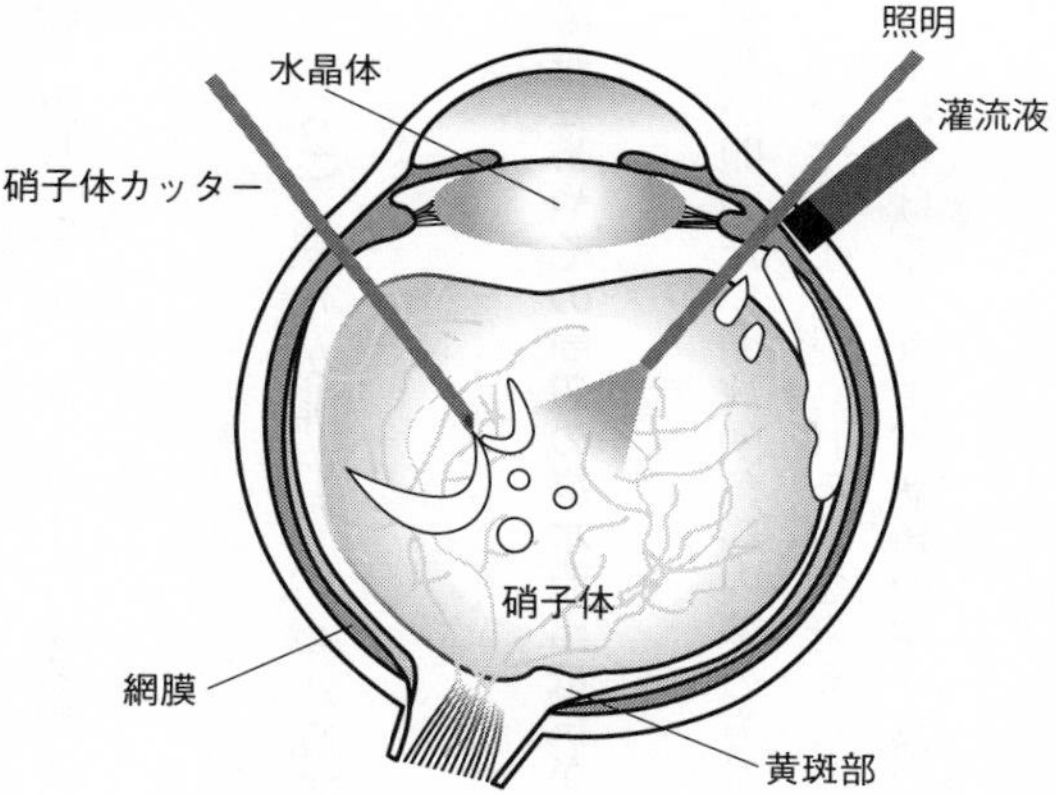

眼内の出血や濁りを硝子体とともに吸引・除去する。

膜剥離となり、どうしようもなくなって、深作眼科なら助けてくれると聞いて来院された患者さんもいます。ここまでくるとじつに大変です。

この患者は角膜も濁っていて、眼底も分からないし眼圧も高い。眼圧が60㎜Hgもある。結局、この患者は、角膜移植術、落下白内障の除去と網膜剥離手術、そしてすぐに緑内障手術と、連続して行いました。角膜はほぼ透明になり、網膜剥離も治し、眼圧も10㎜Hgと良くなりました。

でもすでに視神経障害が進んでおり、ぼんやりと見える視力が残っただけです。地元の町医者で、予防的に「レーザーで虹彩に穴をあけましょう」と言われ、患者も理解しないままに受けたレーザー手術で、こんな複雑な負の罠《わな》にはまってしまったわけです。繰り返しますが、レーザーによる周辺虹彩切開術は、基本はやらないほうが無難です。

(2) 隅角が開いているが高眼圧となっている場合

線維柱帯やその周辺の房水流出抵抗が上がった例

隅角が開いた、開放隅角緑内障の方がむしろ一般的です。この開放隅角で眼圧が上がった目について、よく見られる例を考えてみましょう。

以下に挙げるように、隅角の開き具合が広くても眼圧が上がる状況も多くあります。

図37　線維柱帯のメッシュワーク

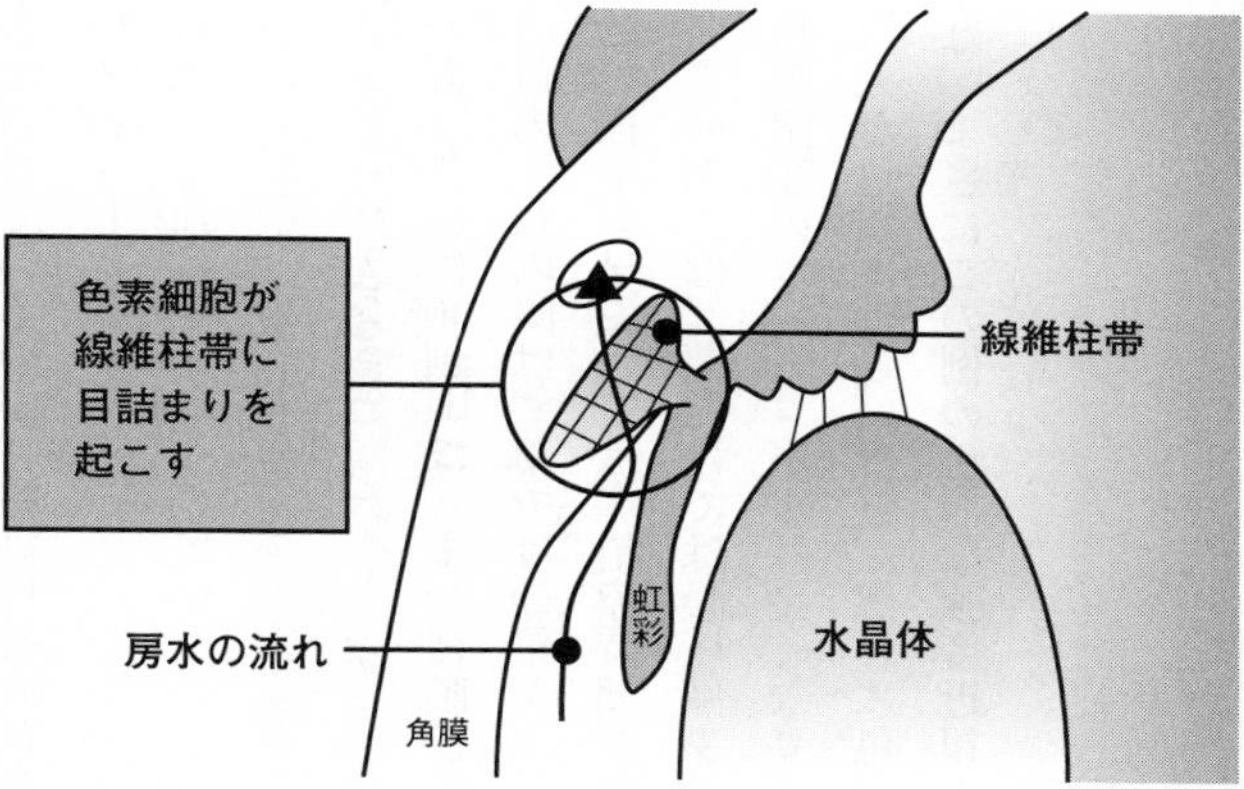

線維柱帯のメッシュワークに色素細胞が目詰まりを起こす色素性緑内障

虹彩が何らかの機械的刺激を受けたり、免疫的な異常によって、虹彩の色素細胞が前房中に飛び、それが隅角の線維柱帯のメッシュワーク（図37）に目詰まりを起こすことがあります。

私の友人で美大教授の美術家がいます。彼の虹彩の色素は少し薄く緑がかっていて、外国人のようでもありハンサムな男性です。彼が目の調子がおかしいというので、診察すると、虹彩の色素が抜けていっており、この色素が水の流れる場所である線維柱帯に目詰まりをもたらしているのが、線維柱帯の色素沈着で分かりました。線維柱帯に色素がべったりとついていました。

さらに、普通は色素がついていないシュワルベ線という隅角上端の隆起部分にも色素がついていることで、散乱した色素が付着していることが分かりました。これは色素性緑内障(pigmentary glaucoma)というものです。

この方は急速に40㎜Hgほどまでに眼圧が上がり、視野欠損障害が急激に起きました。じつはこの色素性緑内障は、薬では効果が出にくく、薬だけでは治療不十分なのです。つまり、薬だけで様子を見ていては、治療時期を失い失明します。

結局この例では、薬だけでは眼圧減少効果が不十分であり、緑内障濾過手術(後述)を行い、現在眼圧のコントロールは良くなりました。この色素性緑内障は男性の強度近視眼に多く、白人が黒人より多いなど、意外に色素の少ない方に多く発症します。この僕の友人の美術家は、まさにこの例の色白な強度近視の男性です。

図38　チン小帯と毛様体、そのはたらき

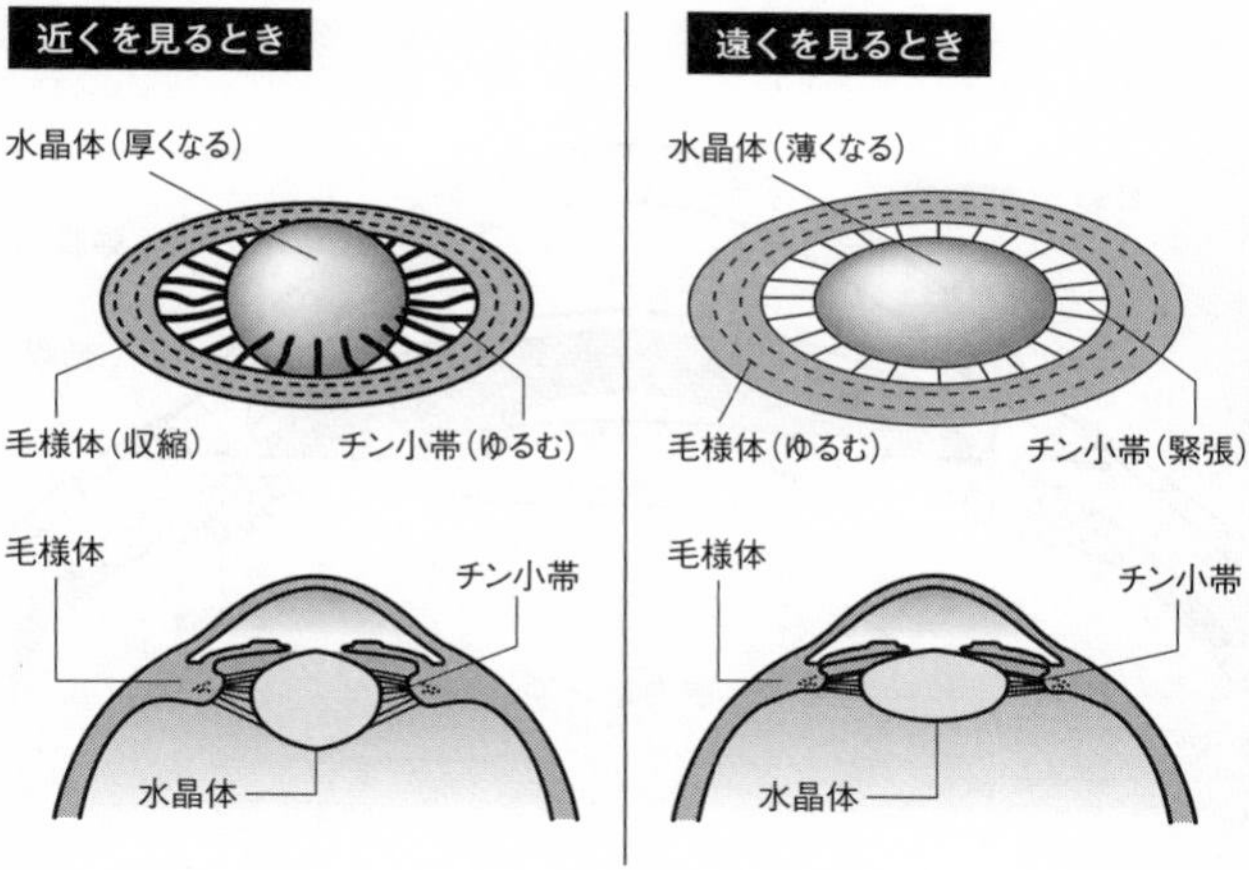

落屑症候群での緑内障

落屑《らくせつ》症候群とは、眼内の落屑物質という白いフケ様物質が、瞳孔縁や水晶体の前面周囲に溜《た》まり、白内障も起こします。さらに水晶体を支えるチン小帯（図38）に溜まり、チン小帯が非常に切れやすくなります。散瞳《さんどう》（瞳が大きくなること）が悪くなり、チン小帯が容易に切れやすくなった状況での白内障手術は、私のような20万件ほどの手術経験を持つ者でも、緊張が必要で、経験の少ない術者は難しいので手を出さないほうがよいものです。

隅角検査をすると線維柱帯に色素沈着があります。さらに色素性緑内障と違って、シュ

図39　眼内レンズの強膜固定術

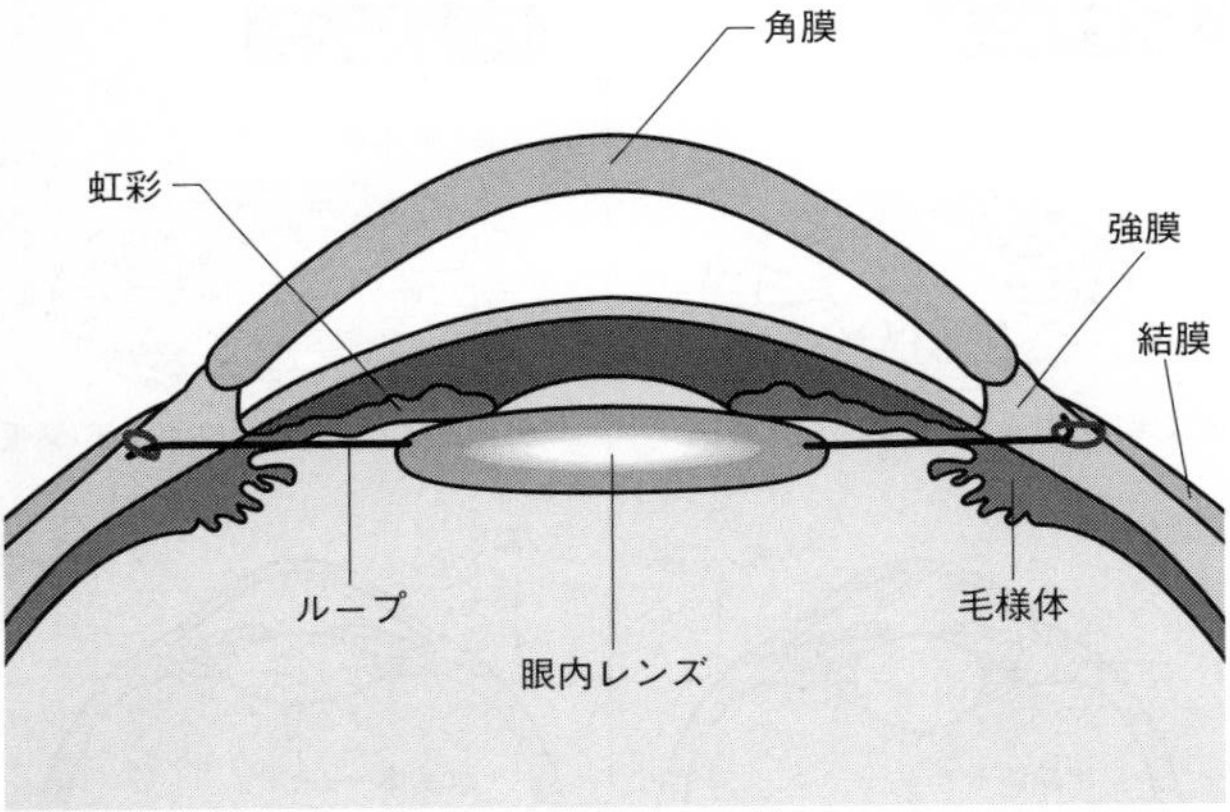

ワルベ線という隆起部分を超えた色素線が見られます。これらの色素が緑内障を引き起こすのです。しかも、他の緑内障に比べて進行が速いのが困ります。初診時に見つけた時には、すでに重症の緑内障であるのが普通なのです。

ですから、最初から多剤併用の点眼治療をすべきなのです。しかも、薬では眼圧コントロールが難しいため、早期の手術が必要となる場合が多いのです。

この落屑性緑内障でも、まずは白内障手術をすべきです。かなりの経験がないと合併症を引き起こしますので、数万例以上の白内障手術を経験した術者に依頼すべきでしょう。チン小帯が弱いために、眼内レンズを入れるカプセル（水晶体嚢《のう》）が不安定で外れてしまって使えないこともあり得ます。このような時には、眼内レンズの強膜固定術（図39）が必要となることもあります。

さらに、術中にチン小帯が外れて硝子体内に水晶体やレンズが落ちることもあり得ます。必要に応じてすぐに硝子体手術を併用できるような、すべての眼科手術を行える、経験豊富な眼科外科医が、落屑症候群症例の手術を担当すべきだ、ということを強調したいと思います。

白内障手術が終わると、緑内障濾過手術（後述）を施行します。ただし、落屑症候群は、落屑物質を除去する貪食《どんしょく》細胞などの機能異常があるので、濾過手術も瘢痕化《はんこんか》して、効果が長続きしにくくなります。このため、細胞の増殖を抑える抗がん剤のMMC（Mitomycin C：マイトマイシンC）などの効果的な使用が重要です。

さらにいえば、このような落屑症候群の患者は、角膜内皮障害、閉塞隅角緑内障、白内障、ドライアイ、網膜中心静脈閉塞症など他の目の疾患も起こしやすく、かつ全身の循環器病の脳梗塞や心筋梗塞、動脈瘤、アルツハイマー病や聴覚障害なども起こしやすいことも分かっています。

血管新生緑内障

糖尿病性網膜症や網膜中心静脈閉塞症などの重篤な血管閉塞の病気で、目の中が虚血状態（血の足りない状態）になると、血液を巡らせるために「新しい血管を作れ」と指令物質が出ます。これが、網膜グリア細胞などから出る血管内皮増殖因子（ＶＥＧＦ：Vascular Endothelial Growth Factor）です。

このＶＥＧＦは虹彩や隅角に新生血管を作り出します。血管が張った隅角には膜が張り、さらに虹彩の癒着が起こり、隅角を閉じていきます。当然のように眼圧が非常に高くなり、失明に至ります。ですから、糖尿病や中心静脈閉塞症の目には、しっかりとした隅角観察が重要です。

虹彩の新生血管は、細隙灯顕微鏡（スリットランプ、Ｐ126・写真Ｇ参照）で注意深く見る習慣があれば、すぐに分かります。でもよく見ないうちに、眼底を見るために散瞳（点眼で瞳を大きくする処置）してしまうと、細かな新生血管はよく見えなくなります。

また、隅角検査を面倒だと手を抜くと、隅角の新生血管という大事な所見を見落とします。

現実には眼圧が非常に高くなってから見つかる例が多いのです。特に、難しい患者が日本全国から来る当院では、他院で「血管新生緑内障なので治療はできない」と言われ放置されてから当院を受診する、末期の血管新生緑内障の患者が多いので困るのです。

繰り返しますが、糖尿病性網膜症や網膜中心静脈閉塞症の患者であれば、注意して、早期に虹彩新生血管や隅角新生血管が出ているかどうかを、毎回、細隙灯顕微鏡で見る必要があります。

血管新生緑内障となりますと、濾過手術（トラベクレクトミー）など通常の緑内障手術を施行しても、新生血管のために手術効果がすぐになくなったり、手術効果が無効のことが多くなります。このため多くの施設で、治療しても失明してしまうか、「治療ができない」と宣告を受けることになります。

血管新生緑内障の手術療法

多くの施設で治療ができないとされる血管新生緑内障であっても、若い患者などはあきらめきれず、深作眼科に助けを求めて来院されます。

これに対しては、通常の抗血管内皮増殖因子抗体（抗VEGF抗体）のアヴァスチンなどを硝子体内注射します。比較的初期ですと、一時的にはこれで奏功することも多いのです。しかし、進行してしまっている血管新生緑内障では、抗VEGF抗体のアヴァスチンだけでは効きません。

さらに、濾過手術（トラベクレクトミー）を施行して抗がん剤のMMCを使う方法でも、中期までなら効くこともあります。

病期で考えてみます。

初期の段階で分かるのは、眼圧上昇を来《きた》していなくても、虹彩の瞳孔辺縁部の血管と隅角に細い血管が見られることです。これですと、抗VEGF抗体のアヴァスチン硝子体内注射が効きます。さらに、眼底にレーザーで汎網膜光凝固《はんもうまくひかりぎょうこ》（網膜を広範囲に凝固すること）をすると、血管新生を抑制して落ち着きます。

中期の治療です。虹彩には瞳孔縁だけでなく虹彩表面に新生血管が出ます。さらに隅角には線維性の血管膜が張ってきます。こうなると、眼圧はかなり上昇し始めます。この場合には、アヴァスチンを併用したトラベクレクトミー（線維柱帯切除術、後述）となります。

それでは、隅角にさらに厚い血管を伴う線維膜が張ったり、虹彩前癒着が隅角のほぼ全周に張って、いくら点眼薬や内服薬で治療しても眼圧が40㎜Hg以上に上がって眼圧コントロールができない末期の血管新生緑内障はどうでしょうか？　こうなると、いくらトラベクレクトミーをアヴァスチン併用で行っても、血管新生と線維化で眼圧はすぐに上がってきます。

重症な血管新生緑内障への、内視鏡下毛様体光凝固手術法

このように進行した血管新生緑内障は、どのように手術すればよいのでしょうか？

この答えとしては、数年前に私がアメリカ眼科学会で報告して受賞した方法が有効なのです。これを紹介します。

目の中の房水は毛様体突起で分泌されることは解説しました。ここから出た房水を濾過することで眼圧を下げる手術方法はいくつもあります。ただ、末期の血管新生緑内障でそのような手術を行っても、すぐに効果がなくなります。そこで、ほとんどすべての施設で、末期の血管新生緑内障は、もはや治療の方法がないとあきらめるのです。こうして放置された多くの患者が、深作眼科の治療を求めて全国から来院します。

これを何とかしたいと思い、研究したわけです。

外科の手術でも、切開が数センチと小さくなると、内視鏡の手術が盛んです。眼科でも内視鏡があります。ただ、小さな目の手術の内視鏡ですので、とても細い管です。23ゲージというサイズで直径が0・6ミリと細いのですが、10万画素数の内視鏡を使います。角膜を小さく切開した部分と、硝子体手術で使う小さい管から出し入れします。

水晶体の前側の毛様体突起に施行する場合には、この内視鏡にて、角膜小切開を2カ所入れて、1カ所から23ゲージ内視鏡を入れて、他の小切開から25ゲージレーザープローブを入れます。内視鏡の映像はモニターで見ることができます。

このモニター上に映る毛様体突起を見ながら、レーザーで300mW（ミリワット）ほどの高出力で毛様体突起が真っ白くなるくらいに熱凝固を加えます。

さらに、水晶体の後方にある毛様体突起の治療です。硝子体手術用の23ゲージの細い管から内視鏡とレーザー装置を入れて、モニターで確認しながら、同じく300mW程度の高出力で毛様体突起が真っ白くなるまで光凝固を加えます（図40）。

この方法では劇的に眼圧が下がります。従来からある、眼球の外から半導体レーザーで毛様体突起の細胞を破壊する方法もあるのですが、眼球の外からの高出力レーザー照射では、眼球強膜に穴があくこともありますし、毛様体の破壊程度をうまくコントロールすることが

図40　内視鏡下毛様体光凝固術

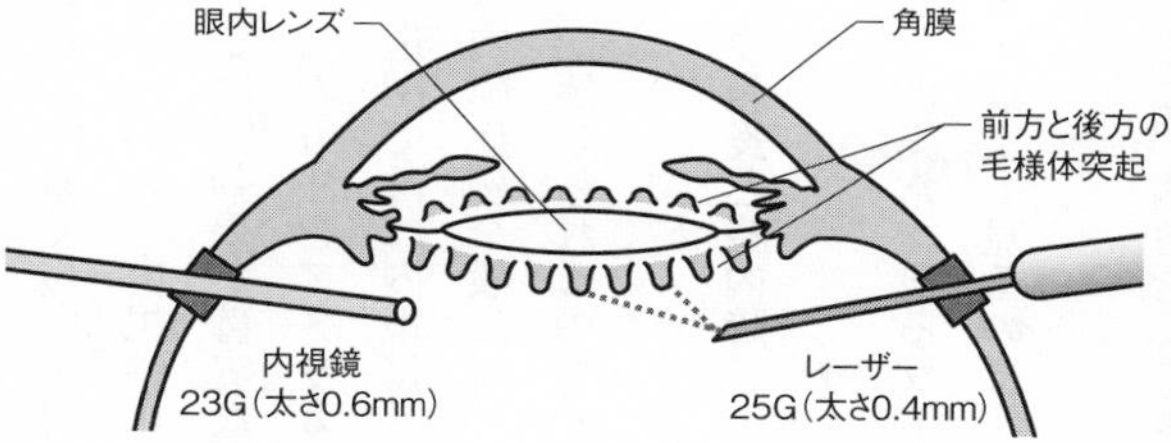

300mW（ミリワット）の高出力レーザーを毛様体突起に連続して照射して、白濁させる。毛様体突起は虹彩の下にあって直接見えないので、内視鏡でのモニター観察下でレーザーを打つ。

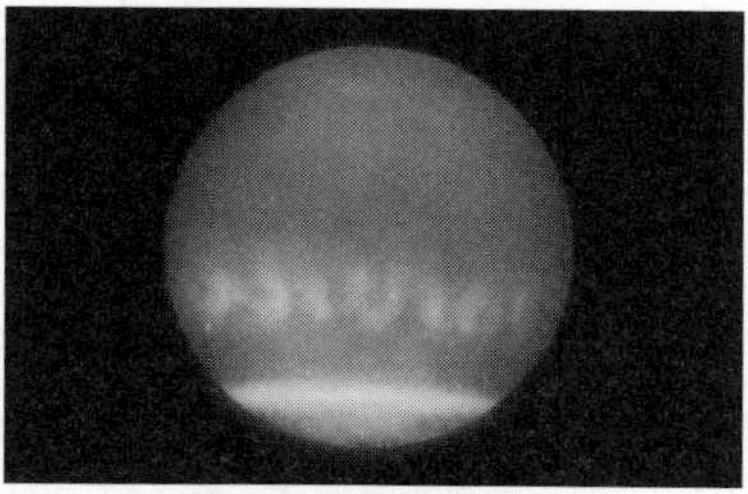

レーザーを打つ前の毛様体突起。

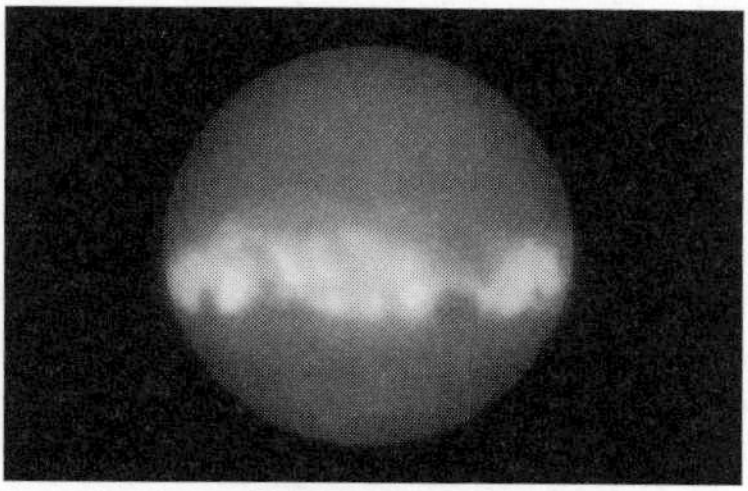

レーザーによる熱凝固で白濁した毛様体突起。

できません。ですから、毛様体破壊術は、視力がなくなった人で、高眼圧で目が痛いなどの症状を軽くするくらいが目的の、末期での、やむを得ない手術方法と考えられてきました。

しかしながら、内視鏡にて選択的に毛様体突起を直接確認しながらレーザー光凝固を行う私の方法は、効果が確実なだけでなく、非常に安全な方法なのです。

私がこの方法をアメリカで発表してから、いまだに日本では私だけが行っていますが、欧米各先進国では、内視鏡下での毛様体突起のレーザー光凝固法は、重症で他の手術方法が困難な緑内障症例全般に対して行われる、重要な方法となってきています。ここでも世界と日本の差が感じられるのです。

ブドウ膜炎と緑内障

自己免疫異常であるブドウ膜炎（図41）も、緑内障をよく引き起こす病気です。

たとえばよく見るのは、リウマチ性関節炎など自己免疫異常がある場合で、緑内障も合併します。

その際に、隅角をよく観察すると、隅角に新生血管が張っていることがよくあります。こ

図41　ブドウ膜

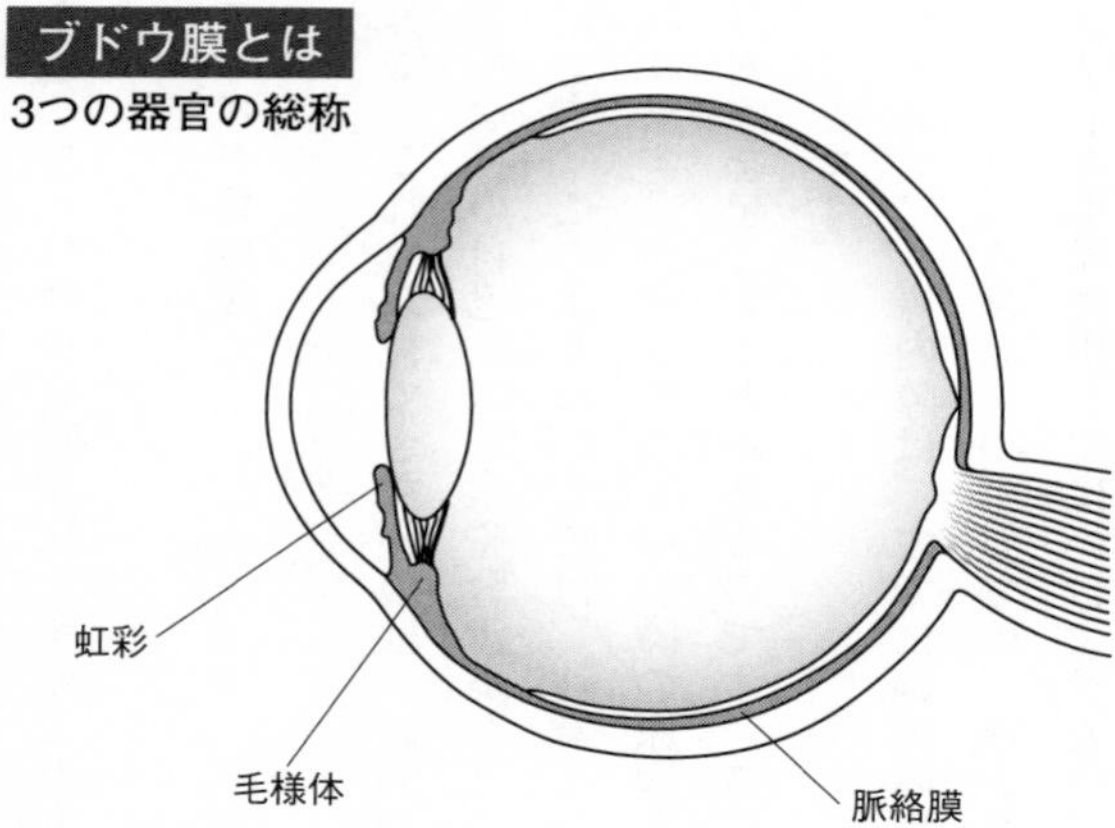

れは血管新生緑内障の一つなので、眼圧が上がるのは当然なのです。

またブドウ膜炎自体が、目の中に炎症を起こします。この炎症細胞が、隅角の線維柱帯のメッシュワークを詰めるので、水の流れが悪くなり、眼圧が上がるのは理解できます。

炎症細胞が眼圧を上げるブドウ膜炎はよく診ます。これに対しては、ステロイド投与などを短期間集中して行い、炎症を引かせることで、線維柱帯からの房水流出が良くなり、眼圧も下がってきます。ブドウ膜炎でなくても、手術後の虹彩炎などにより、手術の翌日の検査で眼圧が高いことは、むしろよくあります。

また、炎症が強いブドウ膜炎では、瞳孔縁で虹彩と水晶体が癒着して、行き場のなくなった毛様体突起からの水が後房に溜まり、虹彩を持ち上げて隅角が閉じる「閉塞隅角緑内障」を起こし、急激な高眼圧化をすることもあります。

ステロイド緑内障

一方で、これも無視できないのは、ステロイド点眼による高眼圧です。

子どもなどの自己免疫異常や腎盂炎《じんうえん》などの治療の際に、ステロイドを長期間使用する場合があります。このような患者では、注意をしないと、ステロイド性の緑内障を引き起こすことがあります。ブドウ膜炎も緑内障の原因となるのですが、その治療に使われるステロイドも、緑内障を起こすことがあるのです。特に子どもの治療時には、眼圧のチェックが重要だということです。

このステロイド緑内障は、すでに緑内障患者である場合には、大人でも起こりやすくなります。さらに、6歳以下の小児では、なおさらステロイド緑内障となりやすいので、安易にステロイドを小児に出してはいけません。

ステロイド緑内障には、緑内障の点眼も効果的ですが、急激に非常に高い眼圧となるので、点眼薬があまり効かない場合は、速やかにトラベクレクトミー（線維柱帯切除術）などの緑内障手術で、眼圧を下げる必要があります。

外傷後の緑内障

野球、テニス、サッカーなどのスポーツで、目にボールが当たる外傷はよくあるものです。他にも、目に手が当たったとか、ドアの角に目をぶつけたなどの外傷も少なくありません。目に衝撃が加わると、目の中に出血が起きたり、炎症が出ることがあります。出血や炎症による細胞は、目の中の水の出口である線維柱帯に目詰まりを起こすことがあります。すると、目の水の流出への抵抗が上がるので、眼圧も高くなります。

これらに対する治療としては、当然ながらまず、出血や炎症を抑えるために、投薬や手術を行います。通常は同時に眼圧を下げる薬を使用していきます。治療により、出血や炎症が治るにつれて、眼圧も下がることも多いのです。

しかし、時間が経過してから急に眼圧が上昇することがあります。たとえば、水晶体を支える線維のチン小帯が外傷により切れている時です。出血や炎症で最初はよく分からないと

図42　水晶体脱臼

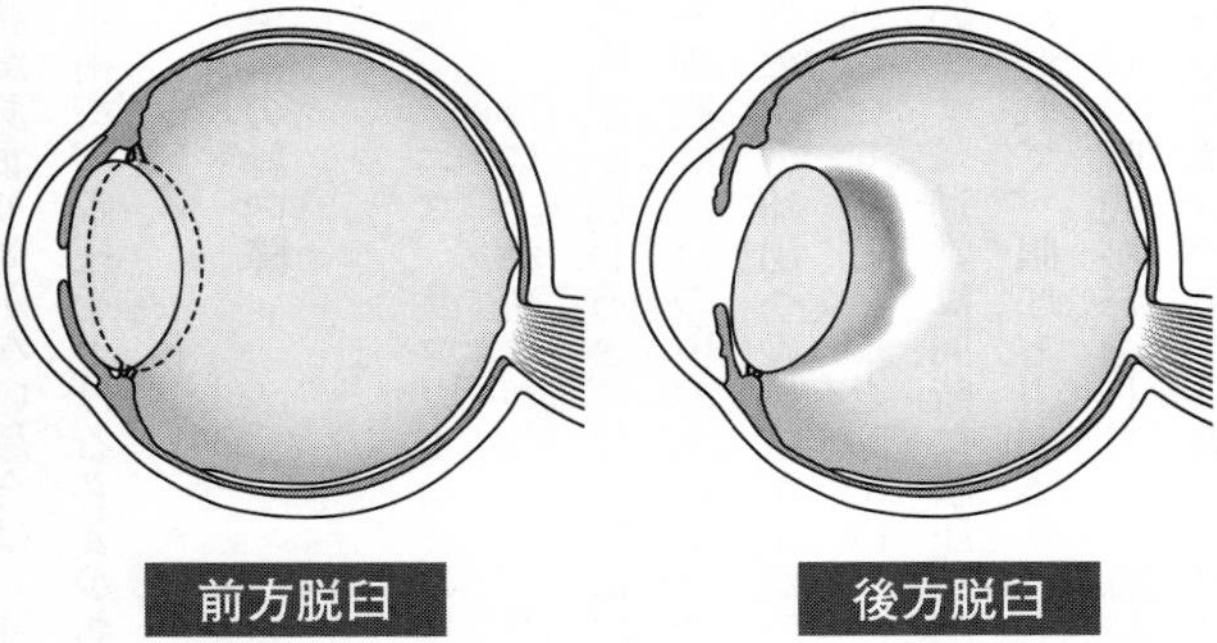

か、チン小帯の切れている範囲が初めはまだ狭いこともあります。

しかしこれに、出血を止めるなどの手術操作が加わることで、チン小帯の断裂が時間の経過とともに広がることがあります。チン小帯が切れて水晶体が前方に移動して、突然のように目の中の水の流れ道である隅角が閉じます。すると眼圧が60㎜Hg以上に上がり、角膜が浮腫となり透明性が落ちるため、視力が急激に落ちます。同時に、眼圧が高いと、頭が痛くなるような圧迫感を感じます。

このような水晶体脱臼（図42）と閉塞隅角緑内障の治療としては、白内障手術と硝子体手術の同時手術が必要です。その際にはカプセル（水晶体嚢）は残せないことが多いので、眼内レンズを移植安定化するために強膜内固定術という比較的新しい手術も

図43　結膜

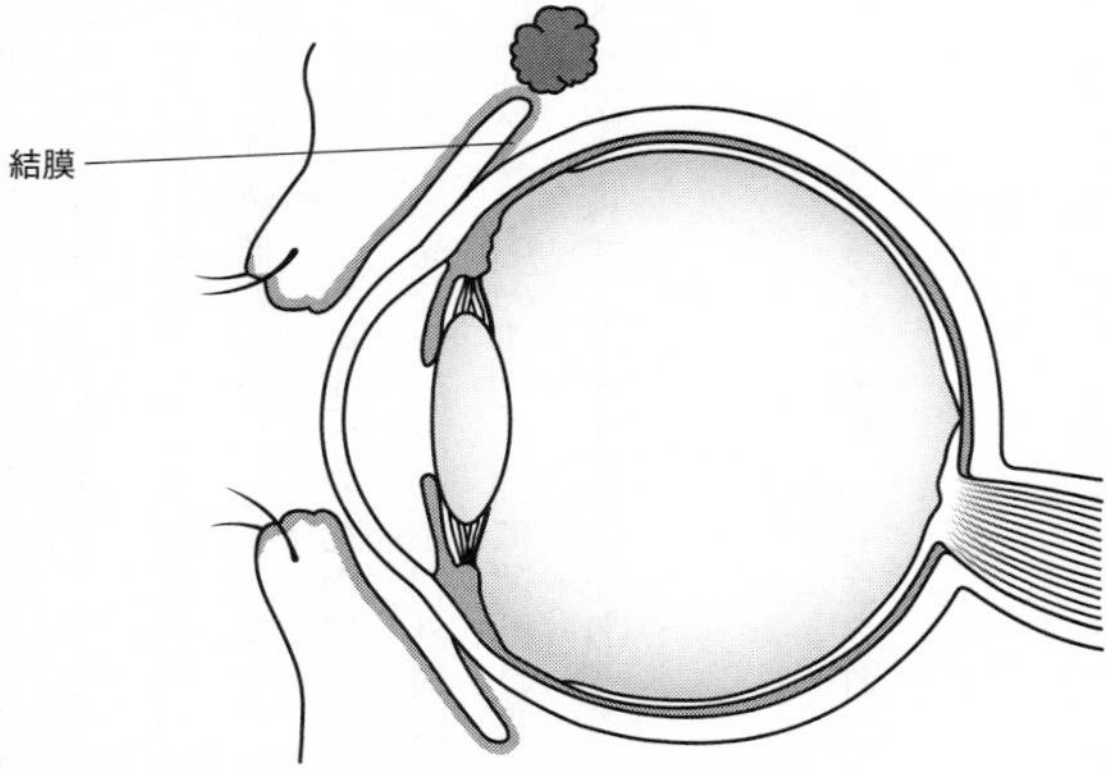

結膜は緑内障手術の手術野になるため、できるだけ傷つけないでおく工夫が必要である。

必要となります。

さらに重要なのは、炎症も加わるので、隅角に膜状の線維が張り、眼圧が下がらないこともあります。眼圧の下がりが不十分であり、緑内障視神経障害が出ていれば、長く様子を見てはいけません。すぐに緑内障濾過手術（トラベクレクトミーなど）を行います。

これらの白内障手術や硝子体手術の施行時には、緑内障手術の手術野になる結膜《けつまく》領域（図43）を、できるだけ傷つけない工夫が当初から必要です。つまり、外傷後の目は、いくつもの手術治療が必要になることが多いので、全ての眼科手術を最高レベルで施行できる上級の眼科外科医を探して、治療をお願いすることが最も重要なのです。

たまたま白内障手術をした、やむを得ずに他院で硝子体手術を依頼した、さらに緑内障手術を他院で行った。よくある、目をつぶすパターンです。これらは、いくつもの手術を効果的に組み合わせることができない眼科医が手術をすることで起こります。さらに外傷も、強い場合には角膜破裂などもあります。

ですから、この可能性のためにも、角膜移植術、白内障手術、網膜硝子体手術、緑内障手術の、全てに秀でた最高の眼科外科医をあらかじめ見つけておくことです。非常の場合、救急車で救急対応の研修病院に運ばれることがよくありますが、目の手術となれば腕のある眼科外科医を探すことが重要であり、こうした最悪の結果を招くパターンは避けたほうが無難です。

その他にも多くの場合が考えられます。これらの手術療法は、後でまとめてまた解説いたします。

第5章　緑内障の薬物治療

（1）眼圧を下げるための薬物療法

ここからは、よくある緑内障の薬物療法について考えてみましょう。

緑内障の薬物療法

緑内障と診断された場合、まずは眼圧を下げるための薬物療法を行うことが普通です。もちろん、眼圧が60㎜Hg以上に上がる閉塞隅角緑内障などでは、診察後すぐに手術することになります。薬物療法が無効なだけでなく、非常な高眼圧では、1週間以内などの短時間で失明する可能性が高いからです。

ですから、ここで扱うのは開放隅角緑内障の薬物治療だと思ってください。

緑内障は、眼圧だけでなく、血流や機械的圧迫などの他の原因でなる場合も多いと述べました。その通りなのですが、眼圧を下げることは、他の要素が原因であっても、緑内障治療には有効です。

眼圧上昇による緑内障の視野悪化調査

海外の調査ですが、「AGIS（Advanced Glaucoma Intervention Study）」という大規模臨床試験があります。この調査では、眼圧と視野障害の関係を6年以上にわたり観察していますが、眼圧を（1）14㎜Hg以下、（2）14から17㎜Hg、（3）18㎜Hg以上と、3群に分けて視野欠損を調べると、14㎜Hg以下では明らかに視野欠損の障害が少ないのに、18㎜Hg以上では、年月の経過に従い視野の悪化が進んだという経過データ表が出ています。

さらに、「EMGT（Early Manifest Glaucoma Trial）」という、こちらも海外で行われた臨床試験では、未治療の早期開放隅角緑内障に対して早期の眼圧降下治療を行ったところ、眼圧が1㎜Hg下降すると、緑内障視野欠損の進行リスクが10％減少したと報告されています。

これ以外にも、多くの統計調査が行われて、眼圧下降が緑内障治療にとってエビデンスがある（推奨度＝エビデンスレベルは最も高い1A）とされたのです。

一方で、逆にいえば、眼圧を下げることだけに意識が集中しすぎて、弊害が出ているともいえるのですが。しかし、まずは、眼圧下降のための薬物療法について話していきましょう。

眼圧降下薬はどこに効くのか？

緑内障で眼圧が上がる原因は、房水の流れに問題が出ることですが、それにつながる要素はいくつかあります。眼圧降下薬はそれぞれ、どの要素に効く薬なのかを考えてみましょう。

房水流出促進で主経路に効果

目の中の水である房水は、目の毛様体突起で産生分泌されて、瞳孔を通り、角膜と虹彩の交差部の隅角へと運ばれます。隅角には線維柱帯というメッシュワーク状の下水溝のような場所があります。ここを通り、シュレム管から上強膜静脈へと流れていきます。

この通路は、圧《あつ》依存性（眼圧の高さに依存している）で、房水流出量の約9割がここを流れます。これが「主経路」です。この流れは眼圧が高いときに働きます。ですから、圧に応じてメッシュワーク状の通り道が広がることで、眼圧が下げられるのです。

線維柱帯の主経路からの房水流出に効果のある薬は？

この流れに間接的に作用する薬として、「副交感神経作動薬」があります。**サンピロ**（以下、Ｐ165まで太字は商品名）などのピロカルピンです。サンピロ点眼では、縮瞳《しゅくどう》（瞳孔が収縮すること）するので、視界が暗くなり、見えにくいと感じることがあります。このピロカルピンは、毛様体筋を収縮させることで、隅角と線維柱帯を広げて房水が排出されやすくしているのです。

他には、イオンチャンネル開口薬として線維柱帯に作用して、イオンチャンネル（生体膜に存在するタンパク質で、刺激に応じて開閉してイオンが通過する小孔《しょうこう》＝通路を形成する）を開いて房水の排出を増やす**レスキュラ**があります。副作用としては、プロスタグランジン剤と同じように、まつ毛が濃くなったり、虹彩や皮膚に色素沈着して黒っぽくなる場合があります。

さらに新しい薬として、線維柱帯にあるＲｈｏキナーゼという酵素（眼房水の排泄《はいせつ》に関わっている）の働きを阻害して、主経路からの房水の排出を促すＲＯＣＫ阻害剤があります。このＲＯＣＫ阻害剤が**グラナテック**です。この薬は刺激が強く、充血などで目が赤くなったり、痛みが出ることがあります。目が真っ赤になるため、見た目が気になり患者が使用を嫌がることも多い薬です。

ブドウ膜強膜流出路の副房水路

線維柱帯経由の「主経路」が、房水流出の9割といいましたが、残りの1割の「副経路」は、ブドウ膜強膜流出路（Uveoscleral Pathway）という、虹彩根部からブドウ膜と強膜の間を通り毛様体筋、脈絡膜、強膜へと至る道です（Ｐ121・図33参照）。

このブドウ膜強膜流出路という副経路からの房水流出を増やす薬剤としては、プロスタグランジン関連薬があり、眼圧降下作用が約30％と良いことから、点眼薬としてよく使われます。毛様体の筋肉を収縮する作用などで副経路を広げて、副経路からの房水排出を促します。

これは眼圧下降の点眼薬のなかでは、効果が一番よいものです。具体的な商品名としては、**キサラタン**、**トラバタンズ**、**タプロス**、**ルミガン**などがあります。

このプロスタグランジン関連剤の副作用は、局所のものがいくつかあります。点眼薬使用により、刺激で目が赤くなること、目の周りや虹彩の色素沈着、瞼《まぶた》の窪《くぼ》みが強くなったり瞼が黒くなる、まつ毛が濃く長くなる、などの副作用です。まつ毛が長くなるのは喜ぶ人もいますが、虹彩や瞼が黒ずんだり皮膚の窪みが強くなるなどの美容的な副作用は嫌がられます。

これを改良し、副作用のまつ毛が濃く長くなることや、色素沈着を起こしにくくさせたのが**エイベリス**です。しかし、無水晶体眼や眼内レンズ挿入眼では、エイベリスによって黄斑浮腫（ＣＭＥ）を引き起こすことが多く、視力が急に下がります。つまり、私の病院では手術患者がほとんどなので、視力に影響する黄斑浮腫を引き起こす可能性のあるエイベリスは使いにくく、エイベリスを処方することは少ないのです。

他にも、毛様体にあるα１受容体を遮断して、副房水路の流出量を増やすα１遮断薬として**デタントール**があります。しかし、これは眼圧低下効果が少ないとの印象を持っています。

房水産生を抑制する薬剤

次に、そもそもの毛様体突起での房水産生を抑制する薬剤を見てみます。

毛様体で房水ができる際に必要な、炭酸脱水素酵素の働きを妨げる薬があります。これが、炭酸脱水素酵素阻害剤であり、**トルソプト**や**エイゾプト**があります。

この点眼薬は、比較的副作用の少ない薬です。しかし、内服薬での炭酸脱水素酵素阻害剤**ダイアモックス**の副作用は問題です。ダイアモックスは、もともとは利尿剤です。排尿に伴って血中のカリウム濃度が減ったり、手がしびれたりするなどの副作用があり、長期間は使いにくい内服剤です。

ほかに房水産生を抑える薬として、歴史のある薬ですが、交感神経β遮断薬（βブロッカー）の**チモロール**、**チモプトール**、**リズモン**、**ミケラン**、**ベトプティック**などがあります。これは毛様体の中の房水産生に関係するβ受容体の働きを遮断することで、房水産生を抑えるものです。よく使われる薬ですが、気管支収縮作用があり、喘息《ぜんそく》や徐脈《じょみゃく》、また血圧低下などの副作用が出るときがあります。ですから、喘息患者や心臓病があると使いにくい薬です。

また、房水産生を抑える薬には、これ以外にも、α２刺激剤である**アイファガン**がありま す。房水産生や排出に関係する交感神経のα２受容体の働きを盛んにすることで、房水産生を抑え、副流出路の房水流出を促しているのです。これはよく使いますが、目がただれたり赤くなるアレルギー様症状が出たり、血圧低下などもありえます。ほかにもα１・β遮断薬の**ハイパジール**などもありますが、副作用は同じようなものです。

眼圧降下効果の順に見る

続いて、眼圧作用の効果が高い順に点眼薬の効果を見てみます。どの系統の薬が眼圧降下にどの程度寄与するのかを、きちんと分かった上で点眼選択する必要があるからです。

1. プロスタグランジン製剤では、ベースラインから見て約30％の眼圧下降率があります。効果としては最も高いといえます。実際の眼圧降下作用としては、眼圧が４～６㎜Hgほど下がります。

2. β遮断薬。眼圧下降率は15～20％ほどで、かなり効果的な薬です。実際の眼圧降下作用としては、2～5㎜Hgほど眼圧が下がります。

3．炭酸脱水素酵素阻害剤も重要な薬です。この眼圧下降率は15～20％ほどで、これは実際には、2～3㎜Hgほどの眼圧降下作用があります。

4．α2受容体作動薬（アイファガン）は比較的新しい薬です。これは4㎜Hgほど眼圧が降下します。

以上のような点眼薬での眼圧降下作用の効果は、副作用とともに、緑内障点眼薬使用での第一選択薬や、追加や併用点眼薬を考えるのに、重要な要素となります。

第一選択薬は？

降下作用が30％ほどあることから、プロスタグランジン関連薬のキサラタン、タプロス、ルミガン、トラバタンズなどを、第一選択薬とすることが多いものです。

ところがすでに述べたように、このプロスタグランジン剤では、多くの副作用が出る可能性があります。すでに述べましたが、もう一度振り返りましょう。

結膜の充血、角膜上皮障害などの、緑内障薬全般に多い副作用とともに、先にも触れた特異な副作用があります。それは、虹彩や眼瞼の色素沈着です。西洋人では、青い目の虹彩が、色素が増えて茶色の虹彩になってしまうこともあります。日本人はもともと虹彩が焦げ茶色であり、虹彩の色素沈着はあまり問題になりませんが、目の下に色素沈着の隈《くま》が出たり、二重《ふたえ》の皮膚の溝が深くなったり、瞼が下がり、皮膚が硬くなる人もいます。

また副作用といっても女性などは喜ぶかもしれませんが、まつ毛が長くなります。この成分を使ったまつ毛伸ばしの薬が売られているくらいです。

日本ではこの薬は、現実的には、色素沈着が起こって目の下が隈のように黒っぽくなることが最も嫌がられることです。

これらの副作用がほぼない、選択的ＥＰ２受容体（プロスタグランジンの受容体）作動薬として、エイベリスがあります。しかしこれもすでに触れましたが、注意すべきこととして、無水晶体眼や眼内レンズ眼では、エイベリス使用により網膜の黄斑浮腫が生じて、視力が急に落ちることがあるのです。ですから、白内障手術を受けていない比較的若い患者で、色素沈着やまつ毛異常を嫌がる患者が、白内障手術までの期間限定で使うことはあります。

しかし、エイベリス使用時での副作用の可能性のある網膜黄斑浮腫のほうが、色素沈着などよりはるかに重い合併症です。このために、エイベリスは使いにくい薬です。

次いで組み合わせる薬は？　副作用と効果のバランス

眼圧降下作用の強さから、プロスタグランジン剤を第一選択としましたが、副作用があるので使えない患者もいます。これは他の薬でも同様です。

歴史的に長く使われてきたβ遮断薬は、やはり次いでよく使われる薬ですし、第一選択剤として使ってもよいのです。これは色素沈着もありませんし、刺激も比較的少なく、眼圧降下作用も比較的良いからです。しかし、重要なのは、先にも述べた通り、β遮断薬では気管支収縮や徐脈などの副作用がありうるので、喘息や心臓病の患者には使いづらいのです。

これと同じほどの効果のある炭酸脱水素酵素阻害剤も、長い使用の歴史があります。これも内服薬では手がしびれたりしますが、点眼では比較的使いやすいものです。他の第一選択剤使用では効果が不十分な時に、追加で使います。

それでは新しく開発されてきた薬はどうでしょう。α2刺激剤のアイファガンは、房水産生抑制とブドウ膜強膜流出促進の両方の効果があります。眼圧降下をより得たい時に、追加で使用します。しかし、これも結膜充血や角膜変性や低血圧などが出ることもあります。

もっと新しいROCK阻害剤、つまりグラナテックですが、こちらは目が真っ赤になったり、眼瞼炎《がんけんえん》が起きるなど、かなり刺激が強い薬であることはすでにお伝えしました。これらの刺激症状で、特に点眼直後、目が充血して赤くなることなどから、患者が嫌がるので使いにくいのですが、とはいえ、さらなる眼圧低下を求めて追加で使うことも多い薬です。

それ以外でも、多くの点眼剤に使われる保存剤のBAK（ベンザルコニウム塩化物）は、角膜面の炎症を起こし、涙液層《るいえきそう》や角膜上皮のバリアーを悪くします。最近ではこのベンザルコニウムなどの防腐剤の入っていないミニボトルの点眼剤も出てきています。防腐剤で副作用が出る方には朗報です。

緑内障点眼薬の種類のまとめと、配合剤について

緑内障の点眼剤を簡単におさらいしてみましょう。房水排出促進薬の副ルート排出では、プロスタグランジン剤（ラタノプロスト、キサラタン、トラバタンズ、タプロス、ルミガン）とα1遮断薬（デタントール）があります。

房水排出の主ルート促進薬としては、ROCK阻害薬（グラナテック）、副交感神経刺激薬（サンピロ）、イオンチャンネル開口薬（レスキュラ）、交感神経非選択的刺激剤（ピバレフリン）などがあります。

一方で、房水産生を抑える薬としては、β遮断薬（チモロール、チモプトール、リズモン、ミケラン、ベトプティック）、炭酸脱水素酵素阻害剤（トルソプト、エイゾプト）、α2刺激薬（アイファガン）、α1・β遮断薬（ハイパジール）があります。このアイファガンとハイパジールは、房水産生抑制とともに排出を促進する作用もあります。

これらの薬でよく使われるのは、プロスタグランジン剤、β遮断薬、α2刺激剤、副交感神経刺激薬、ROCK阻害薬です。それぞれの複数の商品を数えると、じつに多くの点眼剤が使われています。眼科医でさえ混同しかねないほどに種類が多いのです。

さらに多剤使用時に、それぞれの点眼剤を続けてさすと、前に点眼した薬が流れ出てしまいます。このために、次の点眼との間隔は5分から10分程度はあけるようにします。

目が悪い患者は特にですが、点眼はけっこう難しく、多くの種類をさすのはさらに困難を伴います。このためもあって、点眼回数を減らすために、最近は2種類の作用を持った配合剤が出てきています。この配合剤についてもお話しします。

２０１０年４月に最初に出た配合剤は**ザラカム**で、チモロール（β遮断薬）とラタノプロスト（プロスタグランジン剤）の合剤です。続いて、同じ効能の**デュオトラバ**が出て、さらに**コソプト**というチモロールとドルゾラミド（炭酸脱水素酵素阻害剤のトルソプト）の合剤が出ています。

これに続いて、**アゾルガ**という同じようなチモロールとエイゾプトの合剤が出ました。さらに各社は同様の合剤、**タプコム**（チモプトールとタプロス）、**ミケルナ**（ミケランとキサラタン）などを出しています。

そして２０１９年には、**アイベータ**というアイファガンとチモロールの合剤も出ました。２０２０年には**アイラミド**というアイファガンとエイゾプトの合剤も出たのです。

これらの合剤は、点眼数を減らせるということで、コンセプトは良いものでした。

緑内障の薬物治療では、処方された薬を必ず使い、患者自らが積極的に点眼治療に参加しなくては効果は出ません。医師側は、患者が点眼薬を正しく使っていると思って治療します。しかし現実には、多くの患者が決められた点眼を正しく行っていないのです。その理由の一つに、点眼数が多すぎることがあります。このために、合剤は助けになると思われたのです。

配合剤使用で起きた問題

しかし、ことはそう簡単ではありませんでした。実際にあった話です。もともとアイファガンと炭酸脱水素酵素阻害剤を単品で両方使っている、重症の緑内障患者がいました。眼圧は比較的低く安定していて、視力を保っていた患者でした。この患者は喘息があり、β遮断薬は使えません。アイファガンとトルソプト（エイゾプト）とプロスタグランジン剤を使って、3種類の点眼をしていました。

ところが、この3種類以外にも炎症を抑える薬が必要となり、きちんと点眼してもらうためにも、点眼数を少なくすることが必要だと思いました。2020年に新薬の合剤が出たので、アイファガンとエイゾプトの合剤であるアイラミドに変えて、点眼数を減らしました。良かれと思って配合剤に変えたのです。

ところが、翌週に見えなくなったと、患者が再来診してきました。細隙灯顕微鏡で見ると、角膜は両眼ともびらん状態であり、角膜上皮は剥《は》がれています。この時は、急激な角膜上皮障害が出ていましたので、患者が点眼薬の先で突いてしまったのかと思いました。点眼薬容器の先は固いのですが、よく見えない患者は、点眼薬と目との距離が分からずに、目薬を近くに持ってきてさしたがります。そのために硬い点眼薬容器の先端で、角膜を傷つけることはあるのです。

でもこの患者は意識もしっかりしているし、長い間点眼治療をしていますので、点眼容器の先が目に触れたことはない、と述べていました。すると、この患者の他にも、同じように2単剤から配合剤のアイラミドの1配合剤に変えたとたんに、角膜障害が出て見えなくなった患者が出たのです。

重症の緑内障患者は、いつ失明するかととても心配しています。比較的よくコントロールされて視力もあった患者たちが、急に見えなくなった不安は大きいものでした。そこで原因を究明するために、製薬会社に依頼して、アイラミドの基材などの成分表を持ってきてもらいました。

アイファガンとエイゾプト単体では、長く使っていても角膜上皮に障害が出なかった患者たちです。成分表をよく見ました。すると、この合剤は、2つの製剤を混ぜただけでなく、比較的多い量のベンザルコニウムという保存剤を入れていたのです。それが2単剤との違いでした。

このような変更が合剤でされているとは知りませんでした。この結果、おそらく、患者の角膜は保存剤のベンザルコニウムにより細胞障害を来したのだと判断しました。そして、再び2つの単剤に戻しました。角膜上皮障害が強いので、細胞修復に効果的なファイブロネクチン（糖タンパク質）を患者血液から分離して点眼剤を作り、傷《いた》んだ上皮障害は治りました。

この結果、患者の痛みはなくなり、合剤ではなく、元の単剤2つに戻したために、もう角膜障害はなくなりました。

良かれと思った最新の配合剤でしたし、日本の眼科学会では絶賛されていて、患者がきちんと点眼薬を使うためにも合剤がよいのだと、私も信じて使ったのです。現実には、実際に使われている薬なのに、このような保存剤での副作用についての詳細な情報が隠されているのです。少なくとも注意喚起はされていません。

このことがあった時から少し前のことです。コロナ禍で、アメリカ眼科学会には直接参加できず、ウェブ参加となりました。そして同時期に、ある日本の臨床眼科学会にウェブ参加をして、緑内障の発表や講演を見たのです。するといくつかの発表で、このアイラミドは点眼数を減らせるのでよいと発表者は激賞しており、アイラミドを中心にした点眼治療を提案していました。

もっとも、彼らの発表は、この薬の製造会社のスポンサー付きの発表のようでした。つまり、学会発表とはいえ宣伝の場だったのです。しかし私も、その趣旨は悪くないなと思い、アイラミドを使ったわけです。ところが、実際に使ってみると、角膜障害で視力を落とす患者を出してしまいました。

最も重要な点眼による角膜障害の可能性は、製造会社が注意喚起をすべきですし、ベンザルコニウムという障害性の強い保存剤を、０・００３％というそれなりに濃い濃度で使っていることは知らせるべきでした。もちろんメーカーの方を呼んで、改善するように提案はしましたが、日本中で人知れず起きている問題の一つでしょう。

配合剤を使う上での注意点

配合剤の考えは悪くないとは思います。でも合剤にすることで、単独では起きなかった副作用、しかも角膜障害という重篤な合併症を引き起こしていることは注意が要ります。

しかも、注意深く見ますと、単剤で２種類さした場合の眼圧降下と、２種類を合剤として作りさした時の眼圧降下は、同等ではないのです。

じつは合剤の効果は、単独剤2種類の使用時よりも、効果はやや落ちているのです。しかも合剤は新製品ですので、値段も高くなります。

薬についての評価は、長期間使用してようやく分かることも多いので、慎重に作用と副作用を観察しながら使うべきであると、改めて認識した次第です。

患者の側も、医師から出た薬であっても、何か不具合があれば、早めに問題点を申し出ることが重要です。現実に、製薬会社でさえ把握していない問題を、全ての医師が分かっているはずがないのです。

医療の基本として、「効果ある全ての薬には副作用がある」ということと、「医学では分かっていないことが多い」ということを、理解しておいてください。

今まで出た点眼薬で分かっていることは、最も眼圧降下で効果的なのはプロスタグランジン点眼薬だということです。さらに続いて効果があるのはβ遮断点眼薬でした。

とはいえこれでは足らないので、さらに別の薬を出すことは多くあります。しかし、3つ目の投薬からは、効きがぐっと落ちます。数が増えて、患者も点眼数が多くてさすのが大変だということで、合剤にしたとたん、効果も落ちてしまうのでは本末転倒ですし、かつ、すでに述べましたようにベンザルコニウムなどの保存剤が多いと、かえって視力を落とす羽目になりかねないのです。

緑内障手術の決断の時

このように考えてくると、私は緑内障では手術の実施時期が最も重要だと思うのです。点眼薬が増えて3種類以上になっているとか、多剤点眼でも眼圧下降効果が悪いとか、患者にとって点眼薬が多すぎてさせない、緑内障点眼治療はしているのに視野欠損が進んでいる、などなどの事態となれば、迷うことなく緑内障手術を施行しなくてはなりません。

日本ではじつに多くの患者が、良い点眼薬ができたと担当医から説明されて、点眼薬だけを長期間投与されて、経過観察だけで放置されています。しかし長年、薬だけで治療しているうちに、見えにくいと自覚したときは、もはや末期の緑内障になっている場合が多いのです。末期になる前に、緑内障の手術を行うべきです。

かなり進行した末期の緑内障では、いくら眼圧コントロールをしても進行を止められずに、失明に向かいます。手遅れになる前の緑内障手術が重要なのです。いつまでも「点眼薬だけ」に頼っていることは、手術の適切な時期を失います。

ただし、この緑内障手術は、術者の腕により結果が全く異なります。最高の眼科外科医を見つけることが最も重要なのです。

当院に来る患者で多く見る、現実の悲劇はこうです。長く緑内障と白内障を点眼薬だけで経過観察していた患者本人が、視野が狭くなったとか見えにくくなったということで、不自由を感じて手術を決断します。そこで、手術の件数が日本で最も多く、結果も良いとの評判を聞いて、当院（深作眼科）で手術治療をしてもらおうと来院します。こうした患者が、全国から多数来るのです。

でも困ったことに、それでは手術時期としては遅すぎるのです。緑内障の視機能での不自由感、つまり、視野が狭いとか、見えにくいなどの自覚症状は、緑内障末期になるまで出てこないからです。

緑内障は自分で気づかないままに始まって、徐々に進行し、末期までその存在が分からないことが多いのです。特に両眼で見ていると、中心視野は、最後の失明前までかなり保たれますし、また、両眼で見え方を補い合っているため、視野が狭くなったことにも気づきません。

40歳を過ぎたなら誰もが、片目ずつものを見て、見え方はどうか、視野はどうか、と、毎朝片目ずつチェックする習慣をつけて、緑内障の早期発見に努めるべきです。そして早期の緑内障治療を開始して、経過を観察して、手遅れのないように確実な緑内障手術を行うことが、とても重要なのだと再度強調しておきます。早期発見によって最高の眼科外科医による早期手術を受けることが、あなたの視神経を守る鍵なのです。

手術方法については後で詳しく解説します。

しかし、ここで念を押しておきますが、現在最も多く行われている点眼治療について、その実態を知っておくことは重要なことです。特に、緑内障の早期や中期では、緑内障点眼剤はやはり重要です。

さらに、この後述べる、緑内障の原因である視神経への血流不足への対応も大切です。血流不足解消のためのサプリメントとして、ナイアシン（ビタミンＢ３）やＬアルギニン（アミノ酸）の内服など、新たな提案についてももう少し解説します。

薬での緑内障治療の考え方

そもそも、薬の使用開始は早めが良いのです。早期の緑内障であれば、早期に眼圧コントロールをすることで、視野欠損に至る可能性は抑えられます。ですから、早期に発見するためには、網膜神経節細胞の早期障害を見るためのＯＣＴ分析により、視野異常が出る前に診断することが重要なのです。眼圧を１㎜Hg下げると、緑内障進行リスクが約１割減ると思われます。

ただし、病状が進んでいるのに、いたずらに点眼薬で様子を見るということは危険です。手術の時期を失うことになるからです。緑内障の早期の場合には、点眼で眼圧を15㎜Hg以下に下げるコントロールで進行を抑えられても、かなり進行した緑内障では、眼圧を10㎜Hgほどまで下げないと、緑内障障害は進行します。

この10㎜Hgほどに下げることは、点眼薬では無理です。緑内障手術でのみ、10㎜Hgほどの低い眼圧にコントロールができます。

簡単にいえば、点眼治療は、緑内障初期を除いて、手術治療の補助的存在だということです。適切な緑内障手術の時期を失い、視力を失《な》くすことがないようにしていただきたいものです。

（２）サプリメントで血流を改善する

点眼眼圧療法以外の新しい薬物治療の考え方

従来、緑内障の薬物治療は、眼圧を下げる目的の内服薬や点眼薬でした。たしかに、眼圧を下げると緑内障の進行が遅くなります。しかも、早期に眼圧を下げると緑内障の悪化が防げることが分かっています。

しかし、かなり進んだ緑内障では、点眼や内服剤での眼圧下降だけでは視野欠損進行は止まりません。

そこで、眼圧を10㎜Hgほどに下げる緑内障手術をできるだけ早期に行うことが重要となります。多くの症例で、手遅れになる前に手術で眼圧を10㎜Hgほどまでに低く下げることで、視神経の喪失はかなり防げるようになりました。

しかし、眼圧を下げたところで、失われた視野欠損や視力低下は戻りません。一度失われた視神経は再生しないということが、定説となっているのです。

とはいえ、医学は不完全で、間違いも多い科学です。緑内障は、眼圧だけでなく視神経への血流悪化が原因の大きなものです。この血流を何とか改善できれば、網膜神経節細胞や軸索も守れますし、改善も期待できるだろうと考えました。

また、緑内障手術を行い、眼圧を完全に低くコントロールできているにもかかわらず、緑内障の進行が収まらない症例もあります。眼圧を下げただけではだめだということです。このような症例でも、血流を増加させることで、緑内障の視野欠損進行を抑制できることも分かってきました。

ナイアシン内服での治療

この血流を改善する目的で、多くのサプリメントを研究しました。そして、**ナイアシン**（ビタミンB3）のサプリメントが有望だと考えました。ナイアシンの内服により、血流が非常に良くなるという作用を用いて、ナイアシン内服と視神経の機能を経過観察しました。

ナイアシンは250mgと500mgがよく使われます。はじめはナイアシンを500mgを2回内服して、1日1000mg摂取します。この際に、通常のナイアシンを飲むのもよいのですが、「フラッシュ」という副反応のようなものが起きます。急速な血流増加により、蕁麻《じんま》疹《しん》や火照《ほて》りなどが出ることです。このフラッシュは、効いているサインでもあります。しかし、最初はびっくりします。

私自身も素のナイアシンを服用すると、体内に蓄積された炎症物質のヒスタミンなどを体外に排出する作用が働いて、フラッシュが起きることがあります。かつて、造影剤を入れて心臓のCT撮影をした時に、血管拡張剤のニトロ製剤を舌下《ぜっか》されて撮影した経験があります。その時に急激に血流が増し、体中を血流がドクドクと循環して、顔中や体中が火照るという感覚を味わいました。ナイアシンのフラッシュの感覚はこれに近いものです。

フラッシュは30分ほど続くので、仕事などができなくなります。ですから最初は特に、このフラッシュが起きにくいように加工された「フラッシュ・フリー」のナイアシンを注文してください。これは、ナイアシンによる血流増加が徐々に起こるように加工してあるものです。

関西の開業医の先生の例です。大学病院で緑内障手術後に見えなくなり、矯正視力が0・

2ほどになりました。その後に私に助けを求めて来院され、私が緑内障手術をやりなおして視力も0・6まで出てきましたが、開業の診療には不十分でした。

そこで、このフラッシュ・フリーのナイアシン500mgのカプセルを、1日3回、計1500mg内服するようにしました。すると、約1年後には視機能が改善して、両眼とも1・0以上の視力が出るようになりました。

それ以来、数千人の重症の緑内障患者に、ナイアシン（フラッシュ・フリー）を飲んでみてもらいました。すると、1年ほど内服を続けると、見えるようになる患者も増えてきているのです。私は「NOW（ナウ）」社というアメリカの老舗メーカーのサプリメントを愛用しています。品質には定評があり、しかも値段も安いからです。

ナイアシン効果を上げるためにさらなるサプリメントを

このナイアシンの効果を上げるために、同じNOW社で出している他のサプリメントも併用すると、より効果的です。最近は、総合**ビタミンB**剤の**B－50**、さらに**ビタミンE**の**E－400**、さらに**ビタミンA**を10000IU単位、**ビタミンD**を2000IU単位、**ビタミンC**

を2000㎎を摂取しています。それ以外に**亜鉛**、**アスタキサンチン**、**シトルリン**も効果的です。状況に応じて**セレン**も出します。

さらに、エネルギーをミトコンドリアから産生する材料になる**コエンザイムQ10還元型**を400㎎摂ることをお勧めしています。

これらのサプリメントの効果は想像以上に良好であり、視神経障害で視力が落ちていた方の視力が向上することが増えているのです。

LアルギニンとLシトルリンの効果

薬理学者ルイス・J・イグナロ氏が、血管内皮細胞で作られる一酸化窒素（NO、Nitric Oxide）の研究で、1998年にノーベル生理学・医学賞を受賞しています。これは、一酸化窒素が硬くなった血管を柔らかくして、血流が増えることを証明したのです。

この一酸化窒素の産生部位が血管の内皮細胞です。この際に、アミノ酸の一種である**Lアルギニン**は、体内の血管内皮細胞で一酸化窒素（NO）に変換されます。さらに、同系統のアミノ酸である**Lシトルリン**はこれを強化します。さらには、ビタミンCやビタミンEや葉酸のような抗酸化作用を持つビタミン剤により、一酸化窒素（NO）の安定化が高まります。この一酸化窒素によって、血管が拡張して、その結果、血流が増加します。つまり、血管内皮産生での一酸化窒素により、視神経の血流を増やし緑内障の治療にも役立つことも分かってきたのです。

ここで、Lアルギニンの量ですが、少なくとも毎日３０００mg以上の内服が必要であり、少ないと効果がないことも分かっています。この方法は、まだ少数例で開始したばかりですが、驚くほどの効果があることも分かってきました。

なお、夜間から早朝にかけて一酸化窒素の体内量が少なくなるので、Lアルギニンなどは夜に飲んでください。心筋梗塞や脳梗塞など血流障害で起こる発作が早朝に多いのは、この一酸化窒素が早朝に一番少ないからなのです。つまり、これらの全身疾患でも、一酸化窒素を産生するLアルギニンにより予防効果や治癒効果さえあるのです。

緑内障が血流の病気であるという前提で考えれば、緑内障目的のLアルギニン治療で、心臓病も治る可能性があるのですね。イグナロ氏の研究では、このLアルギニン内服は、むしろ動脈硬化の治療や心臓病の治療の可能性として提唱された背景があります。それを私が緑内障への血流障害治療に応用しているのです。

また、さらに解説を加えますと、このアルギニンは尿素回路の代謝産物であり、シトルリンやオルニチンはその過程で姿を変えているものです。アルギニンが血管内皮からの一酸化窒素産生に関与していますが、同時にシトルリンやオルニチンといった尿素回路の代謝物でも、アルギニンに変化して強化するのです。ですから、私はＬアルギニンだけでなく、Ｌシトルリンの内服も同時にお勧めしているのです。

ＬアルギニンとＬシトルリンの服用量は？

それでは、患者さんにお勧めしているサプリメントの服用量を、具体的にお示しします。これは、ナイアシンの内服の際に含有する成分と重複する場合もあります。ビタミンＥなどは重複しますが、１つのジェルカプセル内服だけで十分ですので、注意してください。メーカーはどこでも良いのですが、ナイアシンと同様に、サプリメントの問屋であるアメリカの「アイハーブ（iHerb）」社で手に入る、代表的なサプリメントメーカー「ＮＯＷ」社で説明します。

まずは、Ｌアルギニンですが、１錠は１０００㎎です。これを、夜に４錠、つまり４０００

0㎎を内服します。さらに、1カプセル750㎎のLシトルリンも内服します。

さらに一酸化窒素効果を安定化するために、抗酸化物質を併用して内服します。まずビタミンCで、C1000という製品で1錠内服します。ビタミンEはE400という製品のジェルカプセル1個で400IU（国際単位、268㎎）内服です。さらに葉酸（ビタミンB9）を、1錠800㎎内服します。私はこの葉酸は、「SOLGAR」社のものを愛用しています。SOLGAR社のほうがやや高価ですが、葉酸はこの社が良いような気がしたというだけの理由です。つまりNOW社にこだわる必要はありません。

実際のサプリメントの注文の仕方ですが、アイハーブ社は、アメリカにあるサプリメントの問屋であり、日本語サイトもありますし、クレジットカードで簡単に注文できます。たしか5000円以上の注文で、配送料なしでアメリカから送られてきます。

なお、サプリメントメーカーはどこの会社でも良いのです。ここには私が実際に使っているメーカーを出しました。アマゾンなどで注文する方もいますが、これにはアマゾンが直接関与しているのではなくて、手数料を取った仲介業者が販売するだけなので、かえって高くなります。アイハーブ社に直接注文したほうが、安くて同様に良いものが手に入ります。

さて、このようにサプリメントの効果について考えてくると、緑内障が単純に眼圧が高いために起きる病気、という考え方が、現実には合わない古い考え方だと分かってきました。眼圧のコントロールは重要ですが、あわせて、このようなサプリメントを用いて治療することは、より可能性を秘めた緑内障の治療方法だと確信しております。

ナイアシンは数千人の患者さんですでに使用しており、このＬアルギニンでの一酸化窒素による血流増加治療は、比較的最近始めましたが、結果は良好です。

先ほどご紹介した、特に重要な抗酸化物質であるコエンザイムＱ10は、やはりＬアルギニンやＬシトルリンと併用するのはお勧めです。これは細胞にあるミトコンドリア内でのＡＴＰエネルギーを産生するのに不可欠な物質であるだけでなく、抗酸化作用も強く、血管の内皮細胞が保護されて、身体の一酸化窒素産生能力を確保するために重要です。

ついでのお話——他分野での治療効果

これは主に男性にとって重要な話かもしれません。この一酸化窒素による血管拡張や血流増進は、心臓疾患や緑内障への治療効果が確認されていますが、それだけでなく男性の勃起《ぼっき》不全への治療としても注目を浴びたのです。

じつはこの一酸化窒素治療の提唱者のイグナロ氏は、心臓疾患の治療に貢献しただけでなく、別名「バイアグラの父」などとも呼ばれることがあります。つまり血流を高める一酸化窒素により血流障害が治って、勃起不全も解消されたことにより、同じ一酸化窒素（NO）理論で、勃起不全治療薬のバイアグラが開発されたのです。

さらには、一酸化窒素（NO）治療による血管拡張と血流増加により、高血圧、アテローム性動脈硬化、糖尿病などにも効果があることが分かってきました。眼科でも、糖尿病性網膜症による失明や、動脈硬化による血管閉塞での出血など、多くの血管系の病気を診ます。これらの疾患の根本的な治療方法となる可能性を含んでいるのです。

サプリメント治療は、決して怪しげな民間療法ではありません。私はアメリカの学会で、サプリメントのメディカルアドバイザリーボードという指導的立場で、サプリメントを研究したことがあります。今後ますます眼科治療でのサプリメントの重要性が分かってくると思っています。

サプリメント治療で視力回復の実例

極端な話ですが、サプリメントを併用することで、視力がほぼ消えてしまった方が回復することがあります。

ある方は、20年間にわたって、それなりにきちんとした眼科にかかり、眼圧のコントロールも10㎜Hgと良好であったのですが、右目は失明し、左目も指数弁別と、ほぼ両眼失明の状態で深作眼科に来院しました。

これこそ典型的ですが、緑内障の発症原因が眼圧だけではないことが分かります。日本の多治見市のデータでも、眼圧が明らかに高い緑内障は３割しかいなかったことはすでに何度も述べました。ですから「正常眼圧」などという概念は、ある意味ではかえって患者を惑《まど》わす指標なのです。

そして、この方の視力は、右はすでに失明し、光も感じない状態で、さらに左目も、失明寸前の指数弁と、最後の段階まで追い込まれていました。

しかし、わずかな視機能回復の可能性について説明し、患者も希望したので、眼圧以外の治療を紹介して、サプリメントの内服を開始したのです。

するとと、半年ほどで、左の視機能がやや出てきました。ほぼゼロからわずかな視力とはいえ、0・08まで出てきました。不十分なのは分かりますが、ほぼ失明した患者にとっては、わずかに見えることだけでも、これほどうれしく満足できることはないのです。もちろんこの患者は心から喜んで、サプリメントを継続して摂取し続けて治療をしています。

第6章　緑内障の手術治療

緑内障の原因のうちの大きな要素が、眼圧が高くなることです。つまり、眼圧を下げることが緑内障の治療の中心なのです。この眼圧を下降させる治療には、すでに述べた薬物療法があり、さらにレーザー治療、そして手術治療があります。

ここからはレーザー治療と、多くの手術治療について検証してみましょう。

一般の方はもちろん、眼科医も含めて、世界で行われている眼科手術療法についての本当の情報を知る方は少ないのです。日本では手術自体ができる医師も少ないために、なおさらです。

緑内障が進行して、患者に「手術治療をしましょう」とお話しすると、患者から「え？緑内障って手術なんてできるんですか？」と驚かれることが多いのです。これは、いかに日本では手術療法が正しく行われていないかということの表れであり、緑内障の根本的な治療が行われていないことの証拠でもあるのです。

私は治療の難しい緑内障の手術治療を長い間研究してきました。効果的な緑内障手術を開発して、アメリカ眼科学会で発表して、緑内障手術治療関係でも、6回もの最高賞を受賞しています。

この新しい緑内障手術により、今までは治療不可能と思われていた重症緑内障も、治療可能となってきました。この手術治療の話題に触れながら、緑内障の早期手術治療の必要性と、さらに、重症に陥《おちい》った緑内障患者も含めて、決してあきらめないようにとのメッセージを込めて解説していきます。

（1）レーザー治療

レーザー手術は手軽で良いものなのか？

緑内障のレーザー手術のイメージはどのようなものでしょうか？　なんだか近代的だと思いますか？　血が出る手術よりも抵抗感が少ないですか？　外来で簡単にできるので、受けてみたいとお手軽感を覚えますか？

一般の患者のレーザー手術に関しての印象は、こんなところでしょう。

でも真実は少々違います。お手軽に受けたくなる気持ちは分かりますが、よく考えずに受けて、後で失明につながるような合併症を起こす例もあります。

閉塞隅角緑内障へのレーザー周辺虹彩切開術とは？

ここでちょっと復習です。

あなたが遠視の目だとします。遠視は目の長さが短いために、前房という目の前のスペースが狭くなります。すると、角膜と虹彩の間の三角のスペースの、房水の出口である隅角が狭くなります。この隅角が狭いと、何らかの原因で閉じやすくなります。隅角が閉じてしまうと、目の中の水が出ていく場所が塞《ふさ》がるために、行き場のなくなった水が溜まり、眼圧が急激に上昇します。

遠視眼ではなくとも、目の中に炎症がある場合は、水の流れる瞳孔の部分が炎症により奥の水晶体と癒着することがあります。すると、毛様体から分泌された房水の行き場がなくなって、房水が虹彩を持ち上げて、角膜と虹彩の間の房水の出口である隅角が閉じてしまうこともあります。

普通の眼圧は10～20㎜Hgです。通常よくお目にかかる眼圧が上がる原因である開放隅角緑内障では、隅角は開いているのですが、隅角の端の線維柱帯が目詰まりを起こしたりして、水の流出路の抵抗が強くなるために眼圧が上がります。隅角は開いているので、眼圧が上がるといっても、25㎜Hgほどで、かなり長い期間を過ぎてから視神経障害が進んで失明に至ります。これが緑内障では最も多い開放隅角緑内障です。第4章で説明しましたね。

一方で、水の流れ道である隅角が閉じると、流出路が閉じてしまった状況ですので、毛様体突起部で作られた房水の行き場が全くなくなって目の中に溜まり、眼圧は60㎜Hg以上に急激に上がるようになります。

60㎜Hg以上の高眼圧となると、1週間などの短期間の間に、網膜神経節細胞の軸索である視神経が、高眼圧、機械的圧迫、血流減少により、急速に障害されます。すると、視野が短期間に狭くなり、失明に至るのです。

患者には高眼圧による頭の痛みが起きます。さらに眼圧が高くなることで、角膜の透明性が失われ濁るために、急に白っぽくなり見えにくく感じます。この高眼圧のまま放置していると、網膜神経節細胞が障害を受けて、暗闇の中にいるようになり、急激に見えなくなったと自覚します。

さらに高眼圧で血流も悪くなるために、視神経が急速に障害されます。この閉塞隅角緑内障（これも第４章で解説しました）では、痛みと視力低下が急速に起こります。急に見えなくなると、当然心配になって、患者は救急病院や当直医もいるような研修病院に行くのです。でもこれは、非常に危険なのです。なぜなら、救急病院や研修病院では、しばしば虹彩へのレーザー周辺虹彩切開術（図44）を行い、この結果、角膜内皮障害など多くの合併症を起こしているからです。

閉塞隅角緑内障での救急治療でのレーザー治療で角膜内皮障害に

繰り返しますが、毛様体で作られた房水は、後房から瞳孔を回り、隅角を通って排出されて血管系に帰ります。ところが、瞳孔の癒着や隅角が狭いことなどにより、房水が虹彩を押し上げて、さらに隅角を閉じるのです。そして眼圧が上がり、緑内障を起こし、視神経が障害されます。

この治療法の一つに、虹彩の周辺部分に小さな穴を作り、そこから後房水を前房に流すという方法があります。この虹彩にレーザーで穴をあける方法が、研修医でもできる簡単な方法として、しばしば行われることがあります。

図44　レーザー周辺虹彩切開術

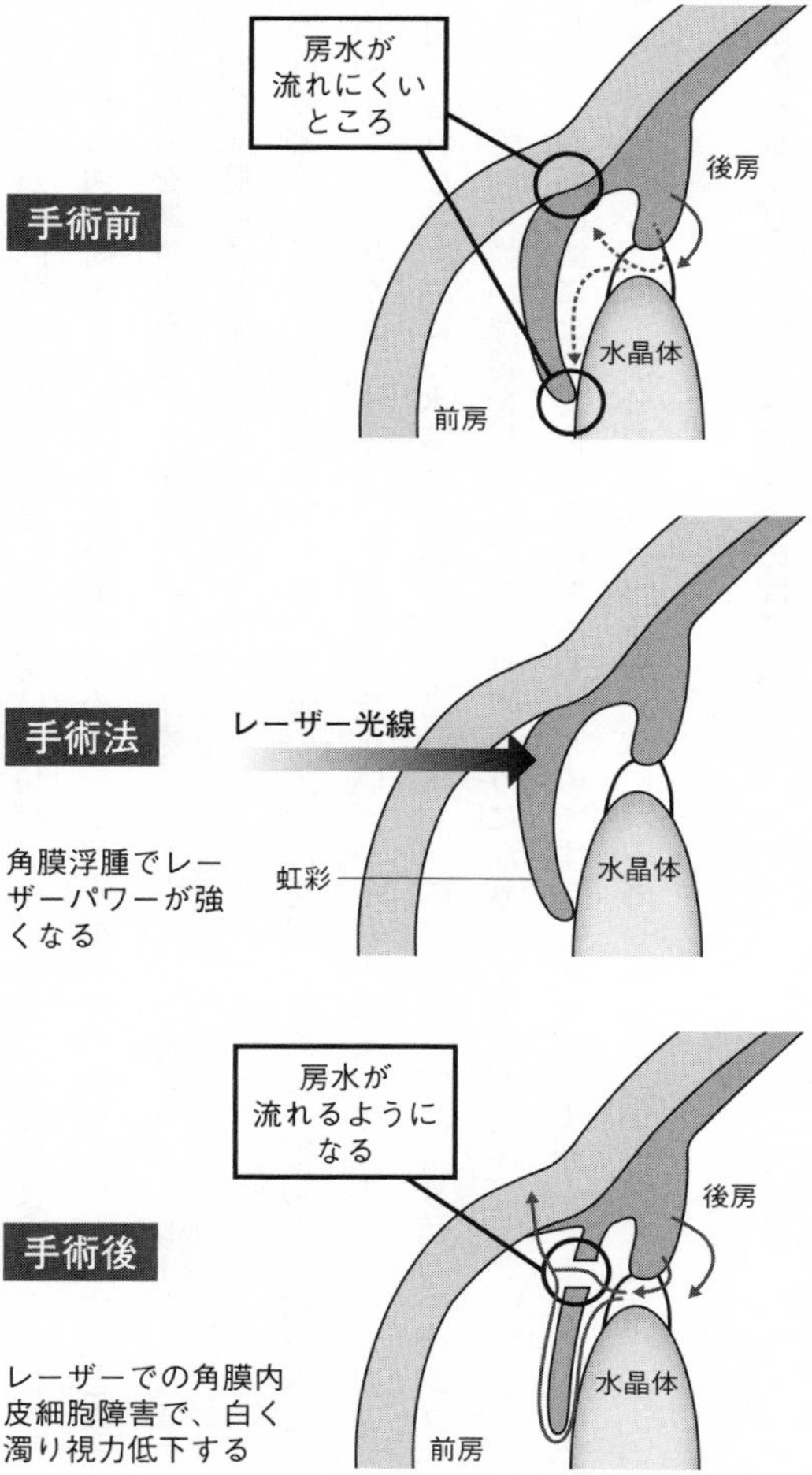

しかし、すでに前に少し触れましたが、ここに大きな落とし穴があります。

特に閉塞隅角緑内障の発作が起きている時は、角膜が浮腫を起こしています。ここにレーザー周辺虹彩切開術を行うと、角膜浮腫のためにレーザーが十分に通りません。すると術者は、虹彩に穴をあけようと、レーザーのパワーを上げがちです。そのため、レーザーにより角膜の内皮細胞障害が強く起こるのです。

角膜内皮細胞（P128・図34参照）には、角膜の透明性を保つために、細胞内の水を外に出すためのポンプ作用があります。この角膜内皮細胞がレーザーによって障害されますと、二度と再生されないために、水疱性《すいほうせい》角膜症を起こします。内皮細胞障害により角膜のポンプ作用が失われて、角膜が浮腫を起こして水膨《みずぶく》れのようになり白く濁るのです。

そして、角膜混濁によって視力も落ちてしまうのです。しかも、レーザーによる周辺虹彩切除は、手術としては不十分であり、眼圧も正常には下降しないことが多いのです。

予防的なレーザー周辺虹彩切開術の問題点

これも前に少し触れましたが、さらに困ったことに、前房の浅い目に対して、閉塞隅角緑内障を予防するためとして、レーザー周辺虹彩切開術を勧められることがあります。もちろん術者の腕や機械の差もあるため、全てが悪いとはいえません。しかし、基本的にはレーザー周辺虹彩切開術を安易に行うことはお勧めできません。

仮に、慣れた術者が施行して、かつ、切る目的のYAGレーザーを使い、数発のYAGレーザーで周辺虹彩に小さな穴を作ることは、さほど問題が起きないでしょう。

しかし、あまり手術経験が多くない術者が、熱凝固タイプのアルゴンレーザーを多数照射して、周辺虹彩切除を行うと、かなりの確率で、角膜内皮細胞障害を引き起こします。

ひどい場合には、周辺虹彩に穴は十分あいていないだけではなく、虹彩から飛び出た色素細胞が目の隅角の線維柱帯に溜まって色素性緑内障を来し、さらにはレーザーで角膜内皮細胞を障害して、角膜浮腫がきて視力が急に落ちる、など、いくつもの大きな問題が起きえるのです。しかし、このレーザー手術は、保険でかなり多額の治療費が賄《まかな》われます。白内障手術より多くの治療費が出るため、収入目的でも、このようなレーザーを打つという簡単な方法に出やすいのです。

本来は望ましくはないレーザー周辺虹彩切開術ですが、高いレーザー代金が出るとなれば、安易な気持ちで、前房の浅い目に「予防的にレーザーを打ちましょう」となるのではないのでしょうか？

現実に、他院でレーザー周辺虹彩切除術を受け、角膜内皮細胞障害のために角膜が濁っていて、かつ眼圧も下がらずに重症の緑内障となって、どうしようもない重篤な状態、失明寸前になって、助けを求めて当院に来院する患者が結構いるのです。ですから、安易な判断が失明につながることを皆さんに知ってほしいのです。また、このような目の治療のために、難しい角膜内皮細胞移植術を行う、当院の苦労も分かってほしいものです。

腕のある術者が行う手術による周辺虹彩切除術が良い

閉塞隅角緑内障が発現すれば、隅角を開くための手術が必要です。しかし、浮腫が強い角膜を通したレーザーでの虹彩切開はやってはいけないと述べました。

それではどのような方法があるでしょうか？

白内障が少しでもあるのであれば、白内障手術を施行することが最も理に適っています。虹彩に余計な外傷を起こさないからです。厚い水晶体が持ち上げた虹彩により閉塞隅角になっていますが、白内障手術後に移植する人工眼内レンズは薄いことから、虹彩を持ち上げなくなり、閉塞された隅角も簡単に開くことができます。

もしも癒着が強かったならば、虹彩を下方へと押し込んだり、隅角を解離することで、閉塞隅角から開放隅角に戻せます。

もしも、白内障がないのであれば、虹彩の裏の水を隅角へと導く別の穴を虹彩に作ります。これが周辺虹彩切除術です。

この周辺虹彩切除術は、比較的簡単な方法です。手術室で小さな角膜切開を作り、そこから細い鑷子《せっし》（ピンセットのようなもの）で虹彩をつかみ、つかみ出した虹彩辺縁部分を小さなはさみで切除します。虹彩は瞳孔収縮剤のオビソートで元の位置に戻します（図45）。

この周辺虹彩切除術を施行すれば、確実な結果が出ます。レーザーのような角膜内皮細胞障害もありませんし、安全で、確実に周辺虹彩での水の流れ道を作ることができるので、隅角は開くのです。

もちろん、クリーンルームの手術室での手術であり、白内障手術と同レベルの精密手術が必要であり、これも術者の腕の差が出ます。

レーザー手術は、イメージでは近代的な方法と感じるかもしれません。しかし、現実には初心者でもできるために、医師にとっては安易な方法と捉えられがちです。このために、手

図45　周辺虹彩切除術

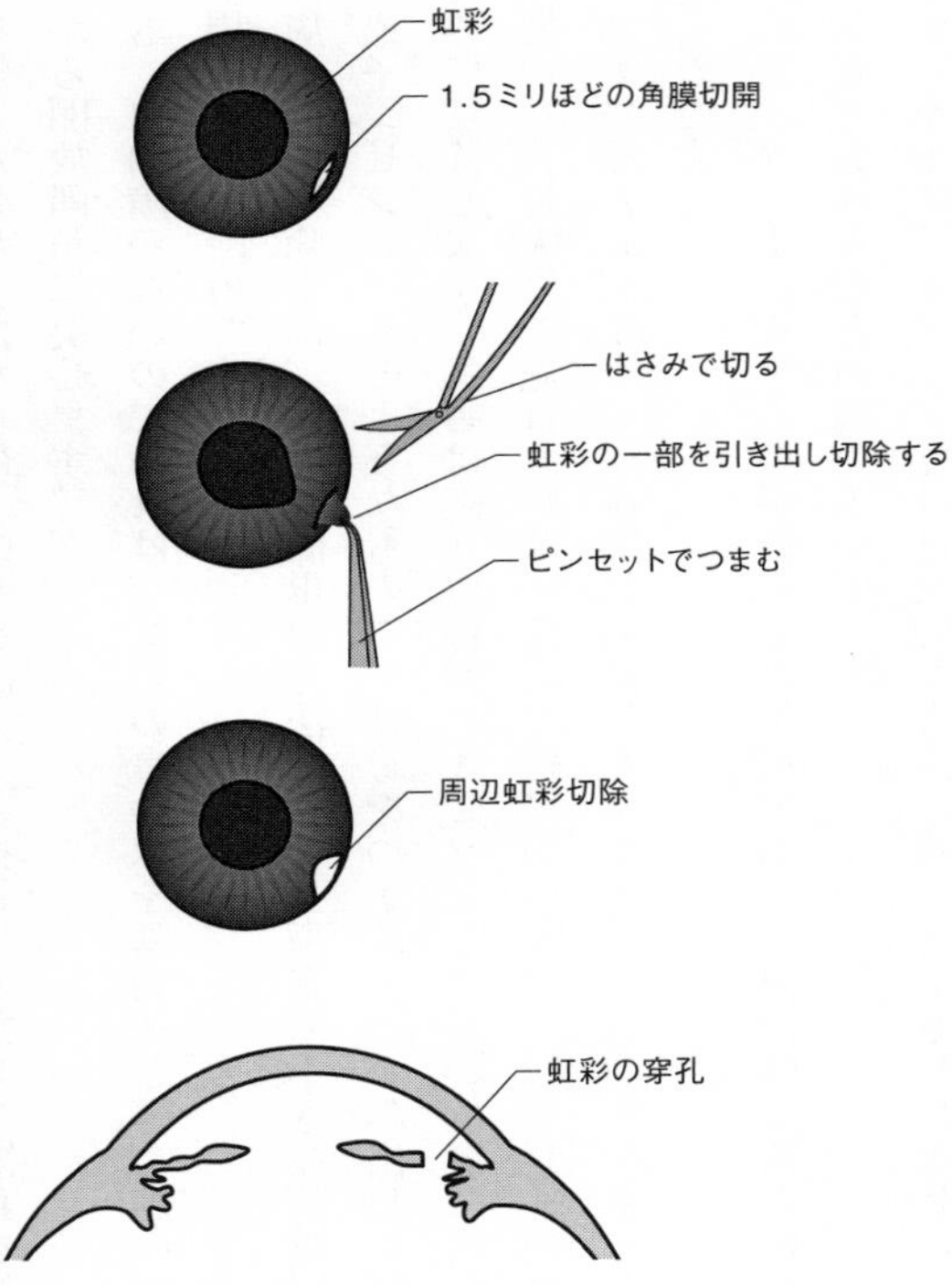
虹彩
1.5ミリほどの角膜切開
はさみで切る
虹彩の一部を引き出し切除する
ピンセットでつまむ
周辺虹彩切除
虹彩の穿孔

術経験の浅い医師でも、安易にレーザー周辺虹彩切開術を行っているのです。

この方法で行う医師に悪意があるとは思いませんが、このレーザーで虹彩に穴をあけるのが、アルゴンレーザーではやりにくいために、ついパワーを上げて数多くのレーザーを打ち、その結果、角膜内皮細胞を障害するのです。

どうしてもレーザーでやりたければ、ＹＡＧレーザーという切るためのレーザーで、予防的手術として、必要な小さな穴を数発あける程度なら問題はあまりありません。

しかし、閉塞隅角緑内障で眼圧が非常に高くなって、角膜が濁っている症例では、ＹＡＧレーザーでもうまく切れません。

良い眼科外科医を生むための、良い手術教育とは

どんな手術手技でも、その目に合った手術方法がありますが、経験の浅い医師ではこの判断ができません。少なくとも数千件以上の経験がない医師は、研修医と同等レベルと自覚するべきです。

医師自体が謙虚に自分のレベルを自覚していればよいのですが、経験が少ないとかえって

それは難しいものです。自己評価というのは経験が深くなるほど的確にできるようになるものなので、自分の手術レベルが正確に捉えられるようになると謙虚になれます。

今まで当院でも、１００人以上の眼科医師を雇用してきました。その経験から分かるのは、現実には、全く技術が伴わない低いレベルの医師ほど、「自分はできる」と錯覚しています。最初に彼らの手術のビデオなどを見せてもらい、その評価を正直に辛口に伝えると、不満そうにしています。

しかし、私が当院にて、彼らに直接、世界最先端の手術とはどのようなものかを見せると、才能のあるものは驚き、反省し、今までいかに自分ができていなかったかを知るのです。そして自分がじつはできていなかったということでショックを受けて、自信喪失します。

でも医学教育とはそこから始まるのです。

こう考えると、日本では、真の意味での手術の医学的教育が行われていないということになります。つまり、自分のやっている手術がいかにおかしいか、未熟かを知らないままに、研修を終えます。そして独立した後に、このようなレーザー周辺虹彩切開術や、網膜剥離へのバックリング手術など、多くの間違った手術を繰り返し、多くの失明者を作っていくことになっているのです（網膜剥離へのバックリング手術の問題点については、拙著『視力を失わない生き方』をお読みください）。

これは緑内障手術においてだけの問題ではなく、すべての手術において教育が重要なのです。ただ、緑内障に関しては、あまりにも日本の手術水準が世界の水準からかけ離れているために、緑内障患者が正しい手術も受けられずに失明している現状があり、この状況はなんとしても変えなくてはなりません。

レーザー隅角形成術、アルゴンレーザーと選択的ＬＴＰ

レーザーによる緑内障手術で、比較的多く行われ、かつ効果がある程度得られて、副作用の少ない方法があります。これがＬＴＰ（Laser Trabeculoplasty：レーザー線維柱帯形成術）です。

これは、水の流れ出る隅角のメッシュワーク状の「下水の簀《す》の子《こ》」のような場所を手術します。メッシュワーク状の網の目の中に色素細胞などが詰まり、抵抗が高くなったために目の水が流れ出にくくなり、眼圧が上がった緑内障へのレーザー手術です。

この方法はかなり以前からあります。昔の方法は、アルゴンレーザーという熱レーザーをメッシュワーク部分に打ち、一部を熱収縮させて、他の部分のメッシュワークを広げるという方法でした（ＡＬＴ：Argon Laser Trabeculoplasty、アルゴンレーザー線維柱帯形成術）。

しかし、この方法はやらないほうがよいのです。線維柱帯部分への熱凝固は、その部分を癒着させて、かえって眼圧が上がることもあるからです。ときには熱によって虹彩が隅角に癒着して、ＰＡＳ（周辺虹彩前癒着）となりかねないのです。こうなると、かえって眼圧は上がってしまいます。つまり緑内障はかえって悪化するわけです。

一方で、この後に出た選択的レーザー線維柱帯形成術（ＳＬＴ：Selective Laser Trabeculoplasty）の場合は、光エネルギーが０・３～１・５ミリジュールの出力で、５３２nm（ナノメートル）の緑色帯の波長を持つ、特別に設計されたＱスイッチ周波数倍増Nd：ＹＡＧレーザーを使用しています。

このＳＬＴでのレーザーによる標的組織は、線維柱帯細胞内にあるメラニン細胞顆粒《かりゅう》です。この色素顆粒のサイズに合わせて、色素細胞を蒸散《じょうさん》させるエネルギーを短時間に届ける手術方法なのです。このレーザーは、隣接する細胞組織を障害しないために、選択的レーザー線維柱帯形成術と呼ぶようになったのです。

このＱスイッチレーザーパルスは３ナノ秒です。この短時間波長にて、色素細胞の蒸散に必要なエネルギーと温度上昇を得られるのです。

ＳＬＴの発明者であるマーク・ラティナ医師は、細胞培養および動物実験を行い、選択的に色素細胞だけを蒸散させるエネルギー範囲を決定しました。線維柱帯細胞に損傷を与えることなく、色素細胞を蒸散させることを示したのです。彼はさらに、臨床症例にて実際の人間でも、隣接する細胞に障害を与えないで、選択的に色素細胞だけを蒸散させうる、選択的レーザー線維柱帯形成術による眼圧低下効果を報告しました。

つまり、簡単にいえば、熱凝固であるアルゴンレーザーを使った従来の方法では、線維柱帯にて隣接する細胞の障害が強く出る問題があります。一方で、眼圧を上げる原因である線維柱帯に詰まった色素細胞のみにエネルギーを選択的に照射して、色素のみを飛ばせる可能性のある選択的レーザー隅角形成術は、正常な細胞の障害が少なく、より安全性が高いわけです。

保険上では、アルゴンレーザーを使った旧来からの方法のＡＬＴ（Argon Laser Trabeculoplasty）と、ＱスイッチＹＡＧレーザーを使った選択的にターゲットの色素細胞だけに働くＳＬＴ（Selective Laser Trabeculoplasty）のどちらも保険適用です。

しかしながら、旧来あるアルゴンレーザー使用のＡＬＴ法は、効果も不確実であるだけでなく、他の細胞を障害して、かえって悪い状況になる可能性がありますので、アルゴンレーザーの方法は採用するべきではないでしょう。

レーザー隅角形成手術を希望するならば、セレクタSLTで、まずは眼圧降下の効果があるかどうかを試すのが常道です。レーザー手術はかなりの費用もかかりますし、安全な方法を選ぶべきです。

ただし、正直言って、このSLTによる眼圧降下の効果はわずかであり、劇的に眼圧が下がるような効果はありません。通常の緑内障手術までの時間稼ぎの面があります。

（2）目の中から外へ出る水の流出量を増やす手術法

緑内障手術療法

これまでにも説明しましたが、目の中の水は毛様体突起で産生されます。眼圧は、目の中に分泌される水と、目から排出される水のバランスによって決まってきます。このバランスが崩れて、目の中に分泌される水の量が排出される量より相対的に多くなると、目の中の圧力が高まってきます。

緑内障の原因は、眼圧の上昇だけではなく、機械的圧迫や血流が大きく関与していることは分かっています。しかし歴史的には、緑内障治療で効果がある方法としては、眼圧を下げる方法はやはりいまだに重要です。この眼圧を下げるための緑内障手術について、詳しく見ていきます。

緑内障手術で眼圧を下げる方法ですが、大きく述べて3通りの方法があります。

まずは目の中の水を眼球から外に出す方法が2つあります。生理的な本来の水の流れ道の流出量を増やす方法と、本来の道ではない非生理的な道を作り、流す方法です。

さらには、目の中に産生される水の量を少なくする方法もあります。これらの方法について述べていきましょう。

まずは、目の中の水を眼球の外に排出するための観血的《かんけつてき》（出血を伴う処置のこと）な手術方法について述べます。現実の手術の方法としては、これから述べる手術方法が多いので、興味深く思われると思います。

緑内障観血的手術療法

目の中の水は、毛様体突起で産生されます。分泌された水は、虹彩裏から瞳孔を通って虹彩前面を通り、隅角という角膜と虹彩の間の狭い場所に入り、線維柱帯というメッシュワーク状の網の目を通って、奥の管のシュレム管に入ります。さらに集合管、上強膜静脈と進み、血液の中に帰っていきます。

前にも見たように、水の流れの約9割は、このシュレム管（P121・図33参照）という管に入るルートです。つまり、目の中の圧力が高まってくる原因の多くが、この水の流れの抵抗が強くなり、水が流れにくくなることにあるのです。

一方で残りの1割は、毛様体と強膜の間のブドウ膜強膜流出路（Uveoscleral Pathway）（P121・図33参照）と呼ばれる組織の隙間から流れ出ていきます。

緑内障手術で眼圧を下げる方法は、先ほども述べましたように大きく3通りの方法があります。よく行われる順に説明してみましょう。

ただし、この順に重要というわけではなく、患者の目の状況に応じて手術方法の選択をするのが重要なのです。日本では緑内障の手術自体をできる医師が非常に少ないだけでなく、その患者にとって最も適している手術方法を選べるだけの多くの選択肢を持っている、つまり多くの手術方法の技術を持っている医師が極端に少ないことが問題です。

緑内障治療は、薬やレーザーやあらゆる手術方法について精通している眼科外科医が治療すれば、手遅れにさえならなければ、必ず治せる病気だということを、今一度強調したいと思います。

適切な手術時期が重要

皆さんは、医師から「良い緑内障薬ができた」と聞くこともあるでしょう。でも、薬物治療の眼圧降下程度は手術に比較すると良くないので、薬物による治療はあくまで初期から中期の緑内障の治療という意味合いであり、根本的な治療とはいえないのです。

横浜駅西口と東京・六本木駅前にある深作眼科には、じつに多くの重症の患者が、日本全国から来院されます。特に緑内障の患者は、重症者が多いのです。

その多くの方たちは、「私は放っておいたわけではない。長年の間、地元の眼科に通い、良いと言われた薬を点眼していたのに、どんどん進行して見えなくなってきた。決して放置していたのではない」と訴えます。

その通りだと思います。非常に進行が遅い緑内障が多いので、点眼薬での治療で「眼圧が正常だから」とか、「眼圧が高くなっていないから大丈夫でしょう」と言われれば、せっせと通っているだけで安心していたのでしょう。

しかし、現実には、手遅れになるまで放置されていて、徐々に進行して緑内障の末期になってから、深作眼科に助けを求めてくるのです。

眼圧は経過の一つの目安であることは確かですが、本質は、網膜神経節細胞障害や視野障害や視神経乳頭の形状の悪化などをチェックして、進行しているかをしっかりと把握し、遅れることなく適切な緑内障手術を施行しなくてはならないのです。

厳しい言い方ですが、薬だけでは、所詮は補助の治療方法です。ご自分を大切だと思うなら、適正な手術時期を失わないで、早めに来院することが非常に重要なのです。自分で緑内障の視野障害や視力障害を意識したときには、もはや末期なのです。

それでは実際に行われる緑内障の手術方法についてお話ししましょう。

線維柱帯経由の房水の流れを良くする手術方法

まずは、房水の流れを良くする方法です。これは薬の治療法でも詳しく述べました。ただし、繰り返しますが、薬物治療の眼圧降下程度は、手術に比較して悪いので、初期や中期までの治療と思ったほうがよいのです。薬だけでは劇的に眼圧が下がるわけではないので、網膜神経節細胞の破壊が進み、視野も狭くなっていく進行が認められれば、手術を考慮すべきなのです。

適切な手術療法の時期を失ってはいけません。何度も言いますが、薬剤だけでは根本的な治療とはいえません。手遅れになるまで放置して、手術時期を失わないことが最も重要なのです。

目の中の水を眼球から外に流出する方法が2つあります。

最初に、生理的にも最も多い流れの、線維柱帯からシュレム管を経由して流れる流水路を広げる方法について述べていきましょう。

生理的な道を広げる方法

1. 隅角を開く方法

水の流れを良くするには、房水が流れ込んでいく場所の、目の端《はし》っこである隅角を広げることです。特にお年寄りになると顕著なのですが、目のレンズである水晶体が発生学上、生涯成長を続ける外胚葉の細胞由来だということは重要です。他の外胚葉由来のものとしては爪や髪の毛などがあり、生涯成長することが分かります。

水晶体は20歳代では7ミリ程度の直径ですが、80歳代では9ミリほどに成長します。厚みも増します。すると、水晶体により虹彩は持ち上げられて、前に移動します。そして虹彩と角膜の間の隅角は狭くなっていきます。すると相対的に眼圧は高くなるのです。

さらに困ったことに、夕方は暗くなるので、瞳孔が開くことにより、虹彩が隅角方向に寄っていき、さらに隅角を狭くします。

眼科外来は通常は昼間ですから、昼間の診察の時には眼圧が高くなくても、じつは視神経障害が強く、視野が狭い、明らかな緑内障の患者をよく診ます。このような患者で隅角が狭い患者の場合には、夕方に急激に眼圧が上がる可能性が高いのです。

このような患者たちに、夜に来てもらって眼圧を測定したことがあります。予想通り、夜間眼圧は高くなっていたのです。昼間は15㎜Hgほどだった眼圧が、夜間の散瞳している時には、30㎜Hg以上になっていました。

このような時、患者の治療で最も重要なのは、水晶体の除去手術、つまり白内障手術なのです。多くの患者や眼科医でさえも、この重要な事実に気づいていないようです。前にも触れましたが、もうかなり前ですが、世界最大の５万人が集まるアメリカの国際眼科学会（ＡＡＯ：American Academy of Ophthalmology）において、「緑内障の治療でまずすべきは、白内障手術です」と宣言が出たのは、じつに印象的でした。

通常は白内障の手術をすれば、昼間でも眼圧は下がります。もちろん、右記のような患者の、夜の眼圧下降も劇的です。瞳孔が開いても、人工レンズは薄いので、隅角は狭くなることはないのです。

緑内障患者は多くが視野も欠けていて、通常の単焦点レンズ移植術では、手術後に遠近両用のメガネをかけると、視野が欠けているので、よく見えないことがあります。

このような患者の白内障手術には、多焦点レンズが非常に有用です。特に、近くの30センチから中間視、そして遠方視まで、連続して1・0以上の視力が出る最新式の多焦点レンズであるシナジーレンズが優れています。同じ軸上で全ての焦点が見えるので、緑内障患者の白内障手術には大きな福音です。さらに乱視も矯正できるので、裸眼視力はさらに良くなります。

2. 線維柱帯を広げる方法

レーザーでも、すでに似たような方法を述べました。セレクタSLTと呼ばれるレーザーにより、線維柱帯のメッシュワークを詰めている色素細胞などを蒸散させて抵抗を下げ、房水の流れを良くして眼圧を下げる方法でした。

これと同じ発想の手術があります。線維柱帯の抵抗を下げるために、線維柱帯の前房側の内壁を切開して、隅角の線維柱帯からシュレム管に流れる房水の抵抗を下げる方法です。線維柱帯をトラベクラーメッシュワークと呼ぶのですが、ここに切開を加えるという意味で、トラベクロトミーという手術名称がつけられています。

日本ではこの手術は保険適用です。保険上の手術名称は「流出路再建術」といった手術名になっています。

眼外からのトラベクロトミー

線維柱帯の内壁を切るのに眼外からアプローチする方法で、これは長い歴史を持ちます。ドイツ人医師のダンハイムやヘルムスにより1956年に開発された方法です。

この方法は成人には効果が低いということで、子どもの緑内障手術以外では廃れていました。そこで、私はこれを改良して、多くの緑内障手術器具をデザインしており、すでに多くのトラベクロトミーを施行しています。

名誉なことに、この手術の本家であるドイツの眼科学会の会長が、私の器具を使ったトラベクロトミーの手術を見学に深作眼科へと来日したこともあります。私のトラベクロトミーの手術をアメリカ学会で報告したことで、国際学会では多くのモディファイ（改良）したトラベクロトミーが発表されるようになったのです。

歴史のあるトラベクロトミーをまずご紹介します。

手術野の結膜を開け、眼球壁である強膜を露出します。そこに3×3ミリのやや深い、（強膜を）半層切開した強膜フラップを作ります。フラップを作成しますと、角膜近くになって、シュレム管という管が姿を現します。そして、シュレム管の外側の壁が切れて、管の内壁が見えます。そこに、ちょうどシュレム管に入るような細いカーブしたU字型の金属棒を左右に挿入します。この金属棒を回転して、シュレム管内に入った細い金属棒がシュレム管の内壁を破って、金属棒は前房中に姿を現します（図46）。

この時に、切開による出血と、眼圧下降によるシュレム管につながる集合管、上強膜静脈から来る血液の逆流が前房内に戻る出血も起きます。逆にいえば、これらの前房内出血が起きたのが、手術がうまくいった証拠でもあるのです。

ただし、このカーブした細い金属棒によるシュレム管内壁の切開は、左右両方でせいぜい120度程度の切開ですので、眼圧下降効果は不十分なことが多いのです。さらに、結膜を切りますので、同じ場所に後で追加するかもしれない、濾過手術（房水を結膜の下に流す手術方法）がとりにくくなります。このような欠点も含むために、私自身は外からのトラベクロトミー手術は減少しました。

図46　眼外からのトラベクロトミー

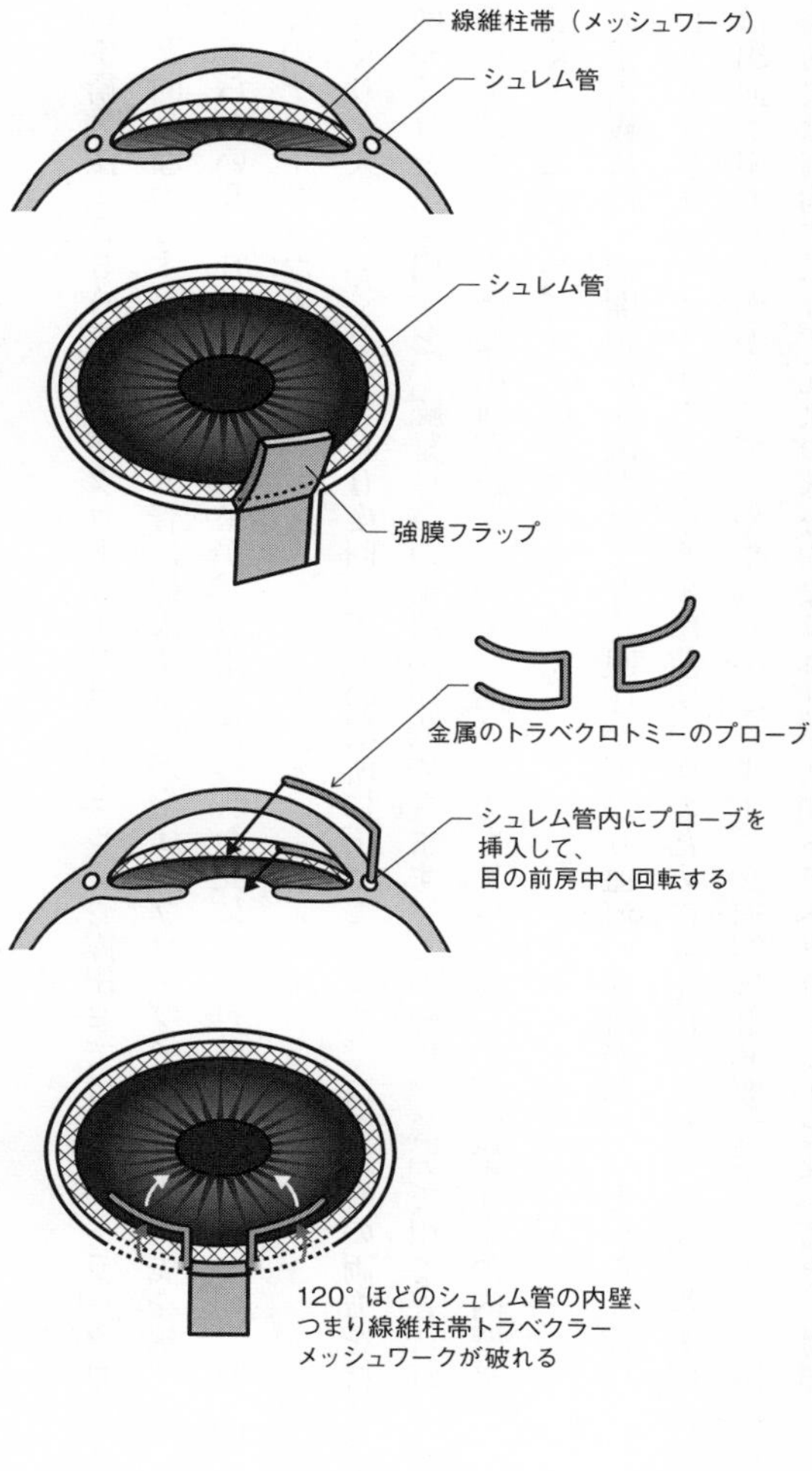
線維柱帯（メッシュワーク）
シュレム管
シュレム管
強膜フラップ
金属のトラベクロトミーのプローブ
シュレム管内にプローブを
挿入して、
目の前房中へ回転する
120° ほどのシュレム管の内壁、
つまり線維柱帯トラベクラー
メッシュワークが破れる

トラベクロトミー変法、360度トラベクロトミー

この手術方法（360度トラベクロトミー）は、シュレム管露出までは通常のトラベクロトミーと同じなのですが、シュレム管に挿入するのが金属のプローブではなくて、先を熱で丸めた柔らかい5－0号のナイロン糸か、専用に作られた先に光の点滅がある柔らかいプローブ様のチューブとなります。

ゆっくりと入れていくと、360度回って元の場所に戻ってきます。この断端の両方を持ってゆっくりと引き出すと、線維柱帯の全周が切開できます。この際に、急いで引くと、虹彩根部が裂けたり、大きな出血が起こるので、あくまでも丁寧に優しく、線維柱帯の内壁だけを裂くように引くのです（図47）。

この手術後には、切開創が原因だけでなく眼圧が下がり血流の逆流があることから、前房出血は必ず起きます。ですから、手術直後は前房出血のために見えにくくなります。視力回復には出血が引くまでかかるので、やや長くかかります。2週間ほど必要です。しかし、眼圧下降効果は劇的であり、従来の部分的な線維柱帯切開トラベクロトミーと比べると、はる

図47　眼外からの360度トラベクロトミー

シュレム管を露出させるまでは通常のトラベクロトミー（P215・図46）と同じ。

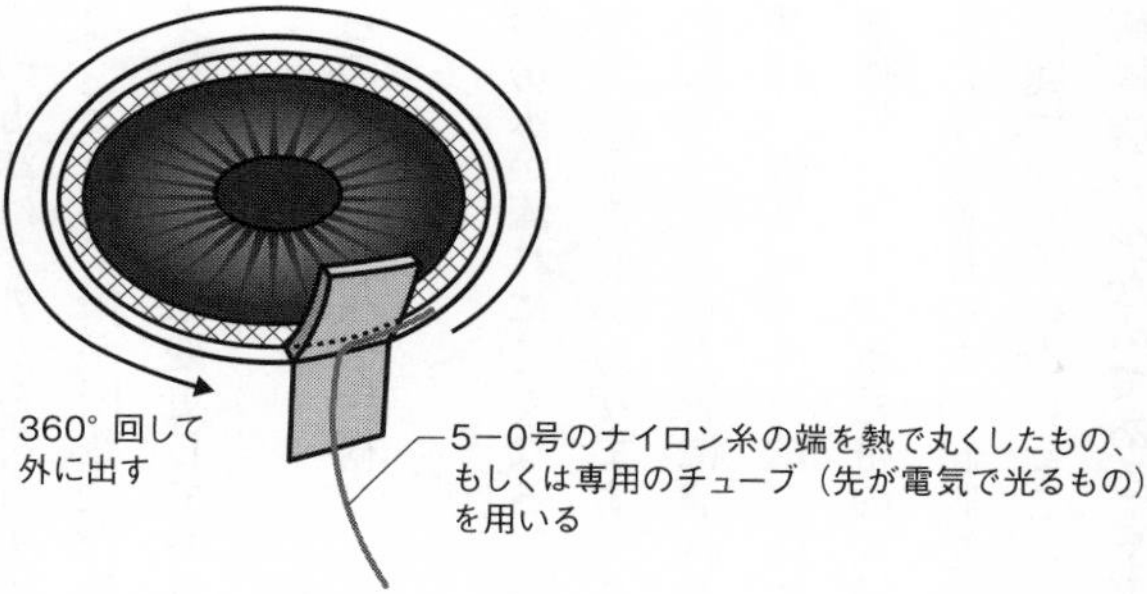
360° 回して
外に出す
5−0号のナイロン糸の端を熱で丸くしたもの、
もしくは専用のチューブ（先が電気で光るもの）
を用いる

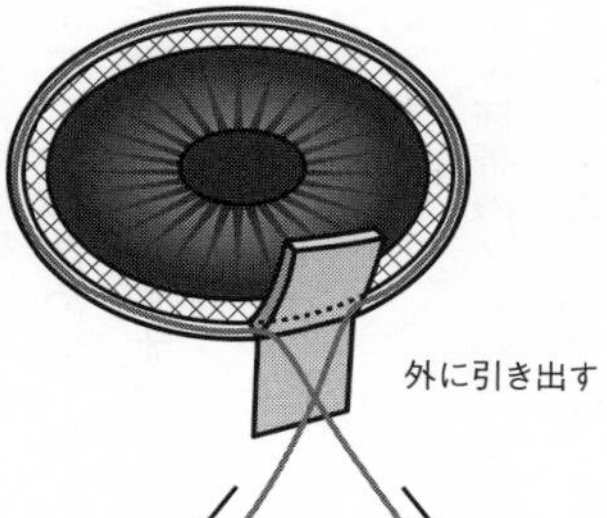
外に引き出す

かに効果的な眼圧下降効果が得られます。

しかしこの方法は、外から行う手術のために、結膜を切開する必要があり、後に濾過手術が必要になった時に手術が困難になる欠点があります。このために、現在は眼内から行う眼内トラベクロトミー法に変更しており、この後また説明いたします。

眼内からの線維柱帯への手術

目の中の房水が流れにくくなる原因の一つに、線維柱帯のメッシュワークの詰まりなどにより抵抗が増えることがあります。このために眼圧が高くなるのです。そこで、線維柱帯に手術操作をして、シュレム管に流れる水の量を増やそうという仕組みの手術です。

この方法は、眼外からの方法が先に開発されました。しかし、近年はいくつもの眼内からの直接の操作により、線維柱帯の内壁を開く方法が開発されてきています。

眼内からの手術操作のため結膜を切らないので、あとで濾過手術を追加する必要があっても、特に問題はなく手術を行うことができます。また、小さな角膜切開から手術を行うので、比較的手術侵襲《しんしゅう》が少なめであるともいえます。

図48　i - Stent留置術

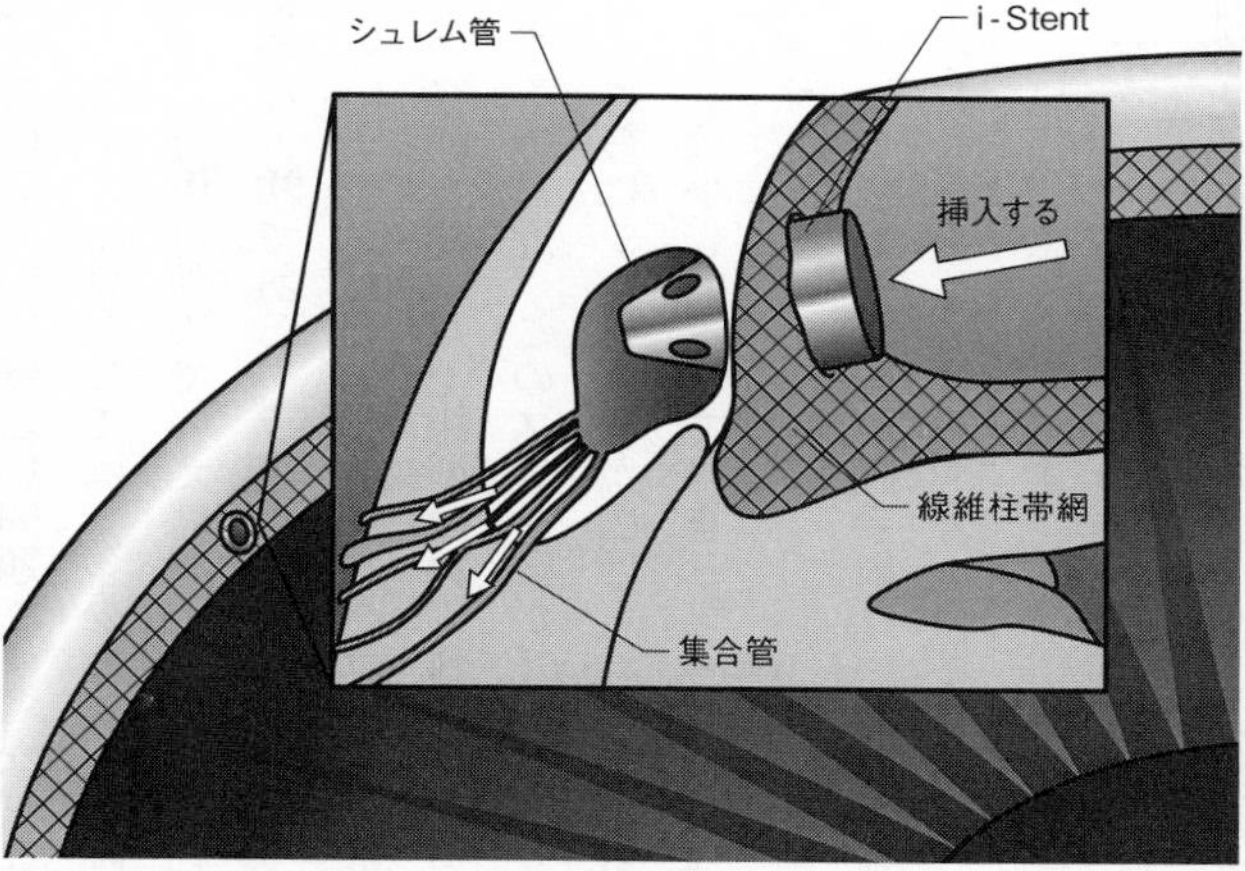

この眼内からの手術方法について、見ていきましょう。

i－Stent留置術

房水の流出を妨げている線維柱帯の抵抗を減らすためのバイパス法として、小さな金属のステントを入れる方法です（図48）。もともとは長さ1㎜で内腔が0・12㎜といったごく小さな金属の筒1本を、線維柱帯内壁からシュレム管に挿入する方法でした。これは、私はかなりの数を施行しました。日本では白内障手術と併用することで保険適用となります。

このわずか0・12㎜のバイパスがどの程

度効いているのかは難しい問題です。なぜならば、白内障単独の手術でも眼圧はかなり下がるからです。印象としては、多少は眼圧下降効果があるかなといったところです。

ただし費用対効果でいえば、手術代金が約10万円も高くなるので、緑内障であれば、他の本格的な方法であるトラベクロトミーのほうがずっと眼圧降下効果がありますので、より良いと思います。ただし、トラベクロトミーはステント留置術よりも手術がずっと難しいので、多くの経験を持った上級の眼科外科医による手術が必要なのはいうまでもありません。

ところで最近、このステントが2本となりました。また筒の形状も変わって、2本挿入すると、さらにシュレム管が広げられる効果もあります。この結果、眼圧降下効果が以前のタイプよりは少し向上してきました。これは通常の白内障手術との同時手術が保険適用となっています。

このｉ－Ｓｔｅｎｔ留置手術は、隅角手術に慣れている術者であれば、比較的簡単に安全に行えます。さらにトラベクロトミーに比べれば、血液の逆流が少ないので、手術後の視力回復は早く、患者も楽です。

一方で、血液の逆流が少ないということは、眼圧下降効果があまりないのではないかという印象とも重なります。ただし、初期から中期の緑内障患者で白内障手術が必要な患者では、

ｉ－Ｓｔｅｎｔ留置併用手術を行うのは、ある程度は理に適っていると思います。

これで無効であれば、次に述べる眼内トラベクロトミーを追加することができます。そしてさらに無効ならば、トラベクレクトミーなどの濾過手術も考慮に入れるとよいのです。ただし、ｉ－Ｓｔｅｎｔを留置した目には、３６０度のトラベクロトミーが引っかかってしまうので、邪魔になります。同じ費用を払うなら最初から３６０度トラベクロトミーを行うほうがよいでしょう。

要は、全ての緑内障手術を完璧に行える上級術者を選ぶことで、その病期に合わせた眼圧コントロールが行えるということになり、生涯にわたって良好な視力を保てることになります。

眼内トラベクロトミー

これは、従来、外から行っていたトラベクロトミーを、角膜切開で器具を眼内に入れて、線維柱帯を眼内から内壁切開するという方法です。この利点は、結膜を切らないということにつきます。

私は数万件と多くの濾過手術を行ってきた経験から、他の施設などで結膜を切られ、瘢痕を生じてしまった目の濾過手術がいかに困難かを実感しています。ですから、網膜剥離手術でも、旧式のバックリング術式で広く結膜を切開する方法は絶対にやりたくないのです。

誰でも緑内障にかかる可能性があるのです。トラベクロトミーが効けばよいですが、効かないときは、後で濾過手術を追加しなくてはならないので、常にその心構えをしているのです。

この眼内トラベクロトミーはいくつかの変法があります。これも現在行っている方法を述べます。

◆マイクロフックやカフークフックでの眼内トラベクロトミー

先が曲がったやや幅広のフックを線維柱帯の中に侵入させて、その後、横に移動して線維柱帯の内壁を切る方法（図49）です。マイクロフックやカフークフックなど、形の違う器具はありますが、基本的な手術手技は同じです。

これは昔からある隅角癒着解離手術と同じであり、隅角鏡（写真H）で隅角を見ながら剥

図49　フックを使ったトラベクロトミー（眼内法）

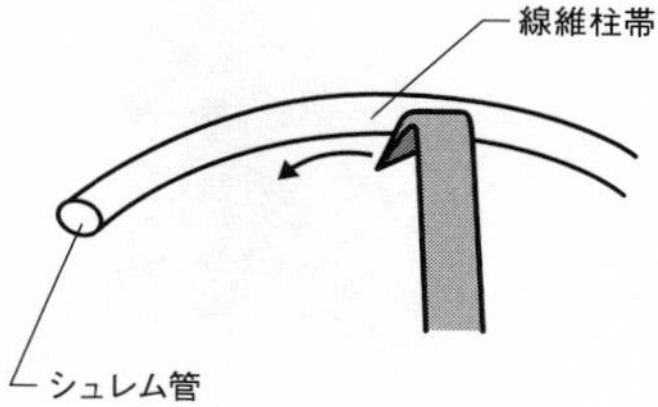
線維柱帯とシュレム管の内壁の一部を切る
シュレム管

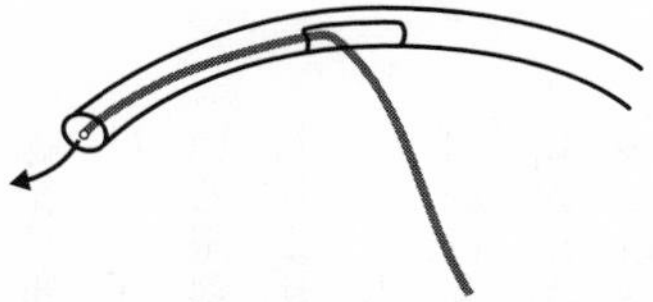

先を熱で丸くした5−0ナイロン糸をシュレム管内へと導いて、360°一周させて端をつかみ出し、糸の両端を引くと、シュレム管内壁が全周切れる。
問題は、切開での出血と、眼圧が下がることにより静脈から血液が逆流し、目の前房内に血が出て、２週間近く見えにくくなること。
眼圧はかなり下がる。

写真H　隅角鏡

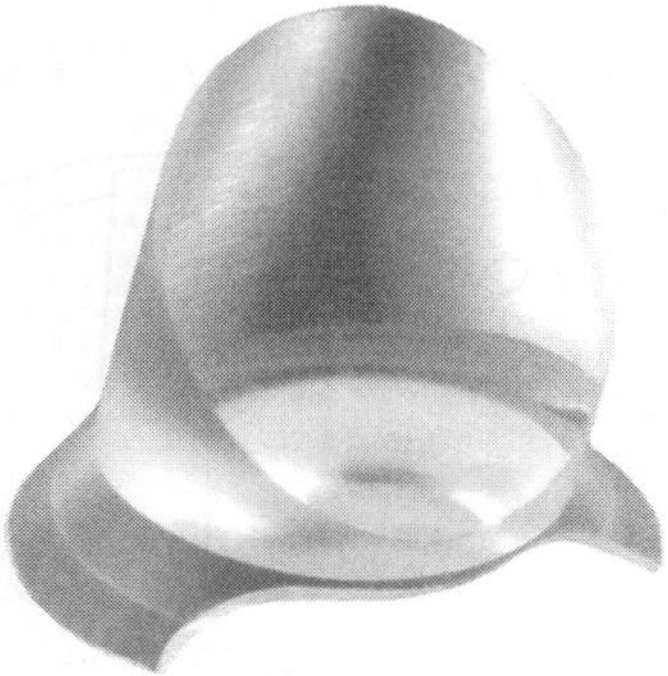

離する手術です。切る部分が虹彩の癒着であるのと線維柱帯およびシュレム管内壁であるのとの違いだけで、手術手技は同じなのです。隅角手術に慣れている眼科外科医にとっては、さほど難しい手術ではありません。

　これも変法で、トラベクトームという線維柱帯切開を行う専用の機械もあります。しかし、余分な費用がかかる割には、効果は似たようなものなので、今は日本では廃れた方法です。

　しかし、これらの方法では、せいぜい120度程度の切開しかできません。このために眼圧下降効果は、従来ある旧式のトラベクロトミーと同等か、少し悪いのです。

◆360度の眼内トラベクロトミー

　120度の切開しかできないことの改善方法としては、外から5-0ナイロン糸や専用のチューブを入れてシュレム管を全周通して、糸の断端を引っ張って線維柱帯およびシュレム管内壁を全周にわたって切る方法が行われるようになっています。しかし、これも外から結膜切開して強膜を露出して行う手術であり、結膜を傷めるので問題が多いのです。

そこで、目の中から手術を行い、結膜は温存できる方法を開発してきました。

この眼内から全周のトラベクロトミー線維柱帯切開術を行う方法についてご紹介します。

角膜に2・2ミリの小切開を加えて、粘弾性物質下で先の少しとがったフックを入れて、線維柱帯とシュレム管内壁を少し切開します（写真I）。ここに先を丸めた5－0ナイロン糸を、特殊な眼内鑷子《せっし》で糸の先を保持して、先端を切開した場所から挿入してシュレム管内全周へと誘導していきます（写真J）。

入っていく糸の大体の長さを把握していることは重要です。全周回れば、切開のもう一つの反対側から糸の断端が見えてきます。挿入していった糸と、反対側から走行して断端が顔を出したナイロン糸とを、両方とも眼内鑷子で把持《はじ》します。糸の両端を引きますと、糸が通っているシュレム管内壁が破けてきます（図50）（写真K）。

このナイロン糸より以前では、先端に点滅するライトがついたチューブで行っていました。このほうが、先端がどこにあるかがよく分かるので重宝したのですが、値段が高いので、手

写真Ｉ　３６０度トラベクロトミー（切開）

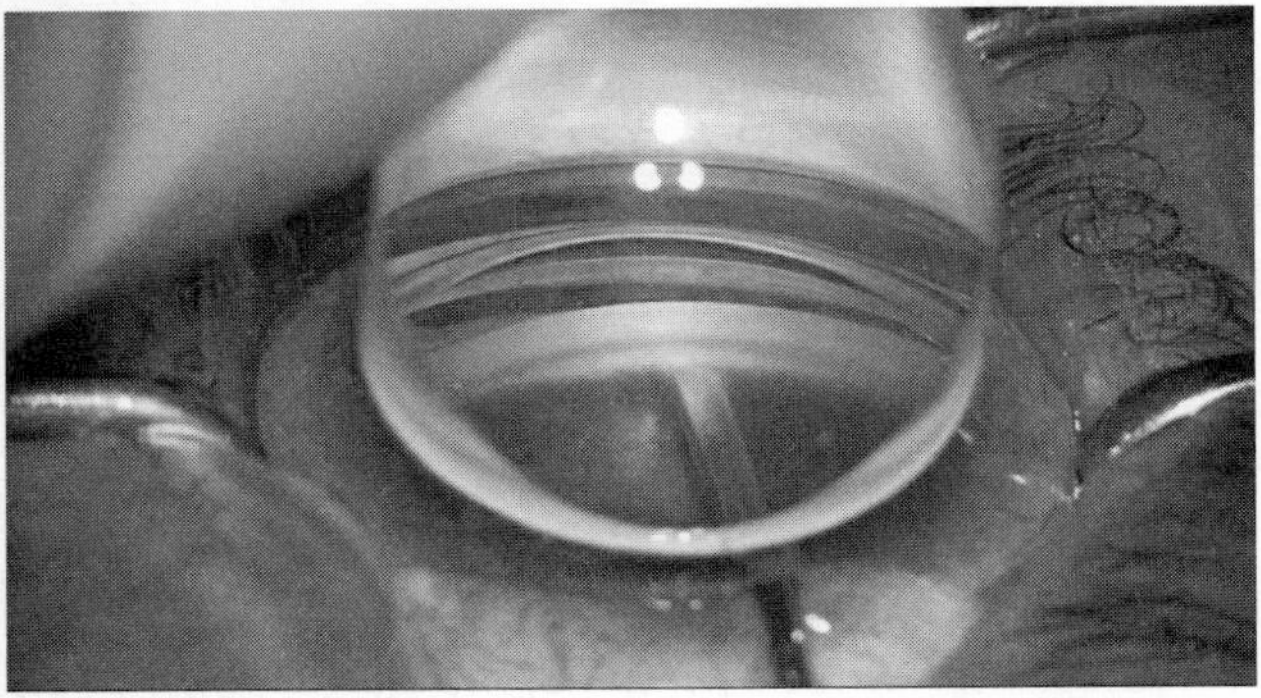

隅角鏡で見ながら、先の少しとがったフックを入れて、線維柱帯とシュレム管内壁を少し切開する。

写真Ｊ　３６０度トラベクロトミー（ナイロン糸の挿入）

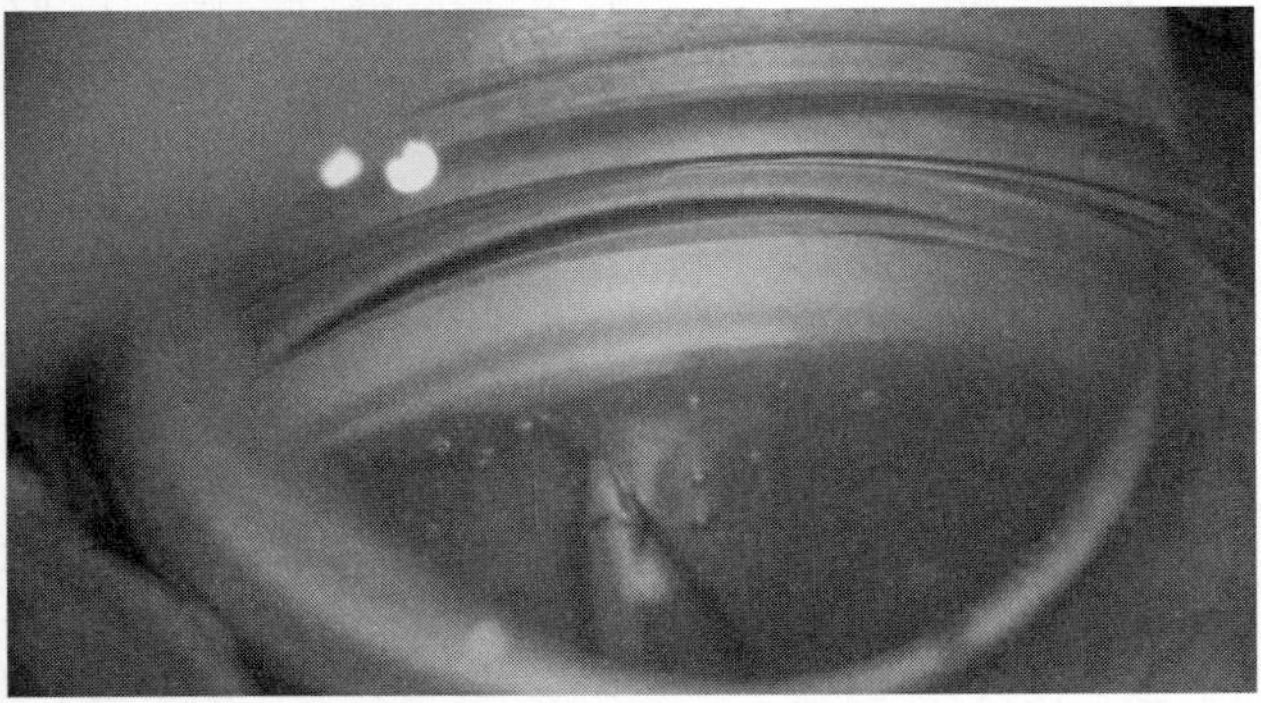

先を丸めた5-0ナイロン糸を切開した場所から挿入して、シュレム管内全周へと誘導する。

図50　360度のトラベクロトミー（眼内法）

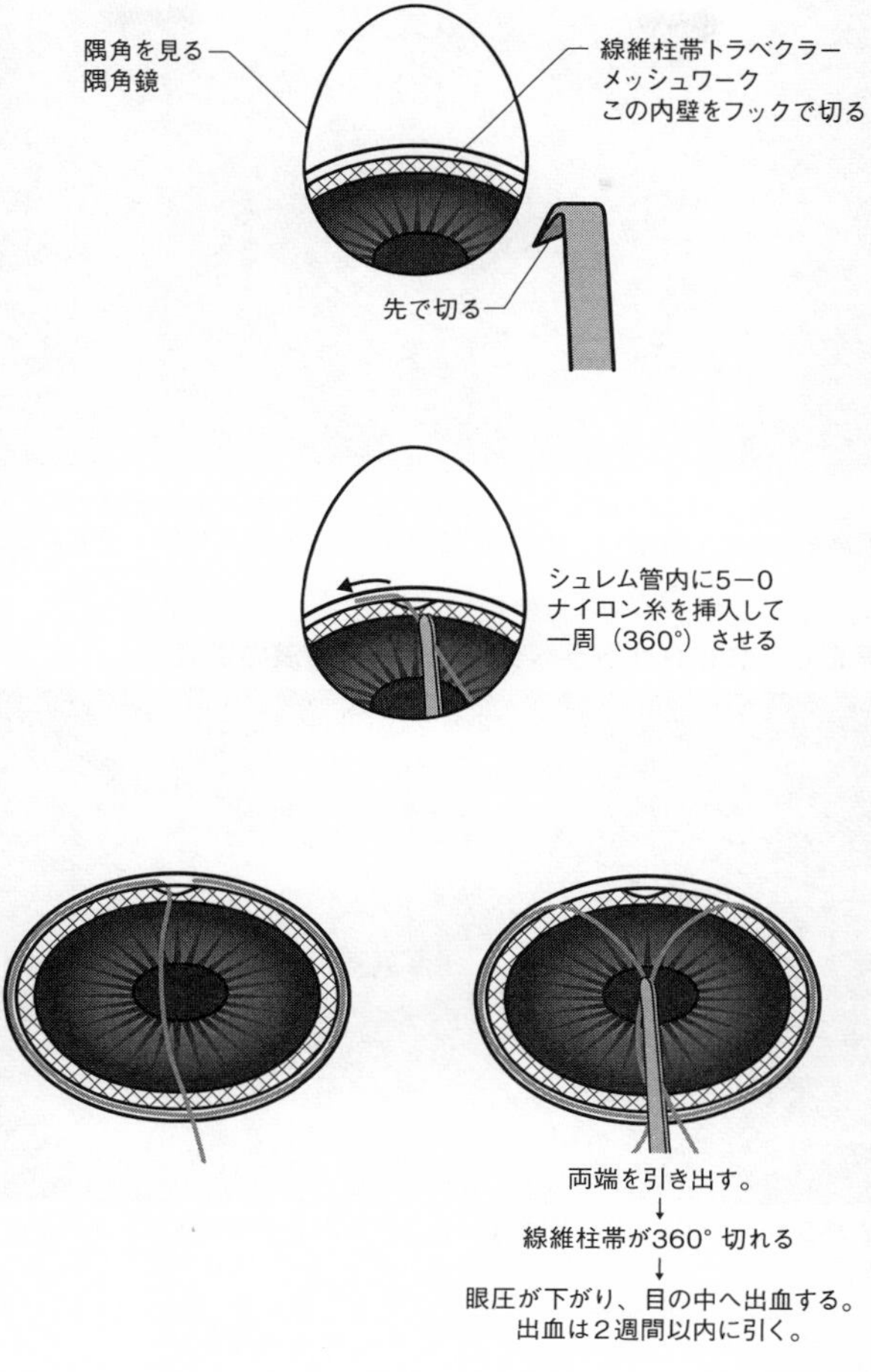
隅角を見る
隅角鏡
線維柱帯トラベクラー
メッシュワーク
この内壁をフックで切る
先で切る
シュレム管内に5−0
ナイロン糸を挿入して
一周（360°）させる
両端を引き出す。
↓
線維柱帯が360° 切れる
↓
眼圧が下がり、目の中へ出血する。
出血は２週間以内に引く。

写真K　３６０度トラベクロトミー（糸の両端を引く）

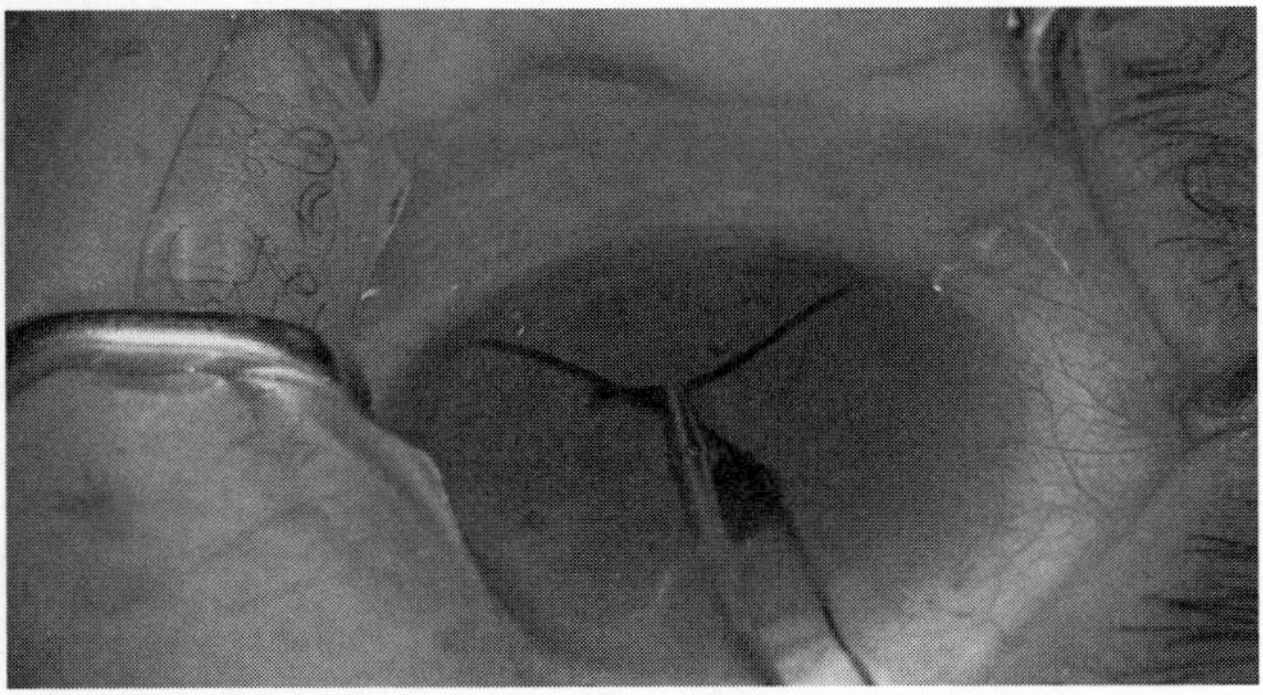

シュレム管全周に5-0ナイロン糸が回り、もう一方の糸の断端が顔を出す。両端を合わせて引くと、シュレム管内壁と線維柱帯の切開が完了する。

写真L　３６０度トラベクロトミー（血液の逆流）

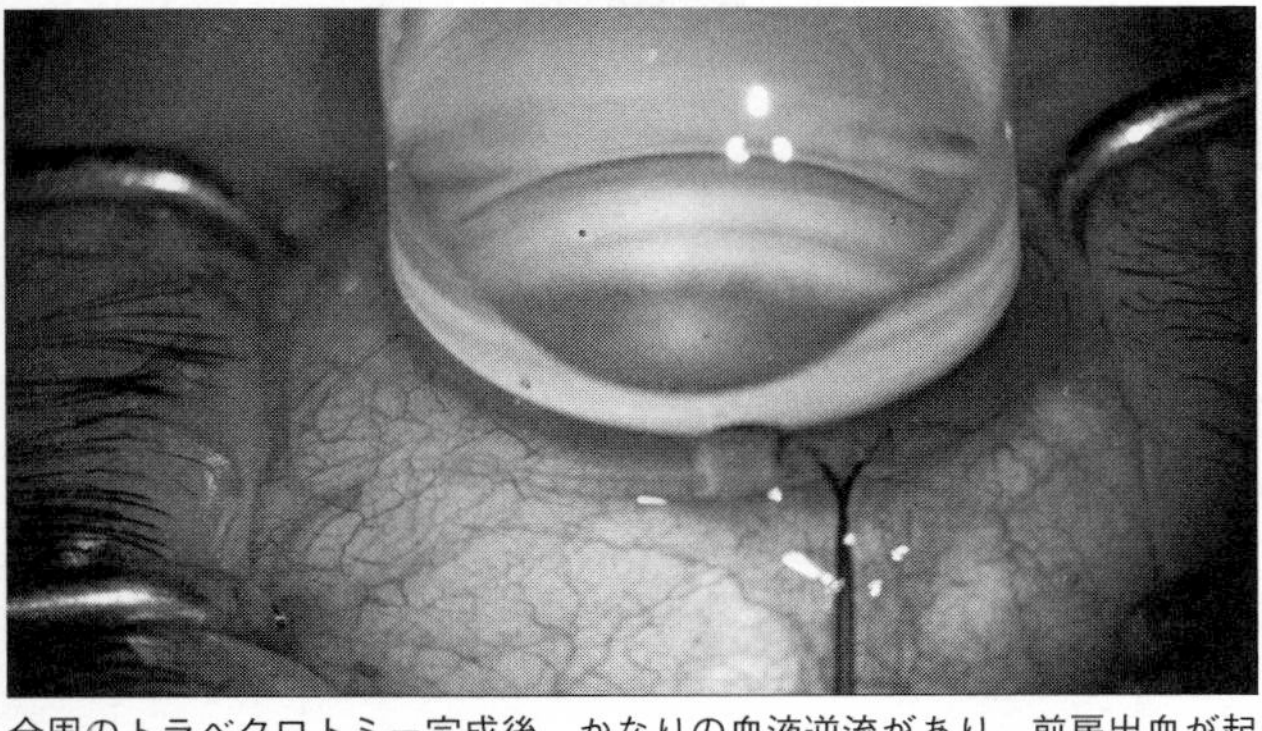

全周のトラベクロトミー完成後、かなりの血液逆流があり、前房出血が起きる。

術代金に比べコストが高くなります。そこで、5－0ナイロン糸の先端を丸めたものを通して使い、同じ効果を得ています。

この方法の結果は、眼外から行った全周のトラベクロトミーと同じです。ただし、外から入れるよりもやや手術技術が必要です。さらに、ナイロン糸ですと、先端が光る専用のチューブと違って、先端がどこを走行しているかが分かりにくいという欠点と、糸が柔らかすぎるために、シュレム管が狭いと、180度ほど入ってから先に入らなくなったりすることが、しばしばあります。このような時には、反対側に追加の5－0ナイロン糸を通して、残りの180度の線維柱帯切開を完成します。

ほぼ全周の線維柱帯及びシュレム管内壁の切開ができれば、かなりの眼圧降下が期待できます。ただし、広い切開であるためもあり、かなりの血液逆流があり、前房出血が起き、なかなか前房内出血が引かないこともあります（写真L）。患者にはあらかじめ、手術後の前房出血で比較的長い間（2週間ほど）は見えにくいことを、伝えておかねばなりません。

この眼内全周トラベクロトミーは、従来の120度トラベクロトミーに比べて良い眼圧下降効果を得られています。

しかし、これでも十分な目標眼圧を得られない緑内障もあります。そのような症例には、目の中の水を結膜の下に流す、濾過手術トラベクレクトミーなどを行うことがあります。この360度の眼内トラベクロトミーでは、結膜を障害しないので、良い濾過と安定した眼圧コントロールを得るのに重要な、正常な結膜が保てています。ですから濾過手術を追加するのに全く問題がないのです。この濾過手術について、次から見ていきましょう。

(3) 濾過手術——人工的な通り道を作り水を流す方法

結膜の下など生理的ではない場所に目の中の水を流す「濾過手術」

いよいよ、濾過手術の話をします。この目の中の房水を結膜の下に流す方法は、長い歴史を持つ方法です。

この濾過手術の代表的手術方法をトラベクレクトミーといいます。最も眼圧効果が高いのですが、手術を行う眼科外科医の腕の差が顕著に出る手術方法です。私自身の緑内障手術でも最も多用する方法であり、すでに数万件の手術経験があります。

そのような世界トップクラスの手術経験を持つ私ですが、各患者の症例ごとに手術条件が全く違うので、ワンパターンでできる手術方法ではなく、最高の結果を求めるのに苦労する方法なのです。この方法では、目標眼圧を9〜10㎜Hgなど、かなり狭い範囲の低眼圧を目指しますので、より難易度が高くなるのです。

治療方針としての目標眼圧

すでに触れていますが、濾過手術の説明に入る前に、ここで改めて、この「目標眼圧」についておさらいします。

緑内障には病期という段階があります。医学的には、ステージⅠからステージⅥまでの分類が、多くの研究者によって作られ、使われています。しかし、患者サイドからいえば、簡単に定義すべきであり、初期、中期、末期でもよいと思います。

この病期によって、治療法や下げる目標とする眼圧が変わってきます。ここでいう目標眼圧とは、緑内障の進行を抑えることができうる眼圧と捉えています。

この目標眼圧は、緑内障の進行具合によって異なります。単純にいえば、病期が初期であるほど、眼圧を低下させる必要度は少なくなるし、病期が進むほど、眼圧を下げる、つまり目標とする眼圧が低くなります。

角膜の厚みによって眼圧は異なる。薄い角膜は測定値が低く出る

これもすでに何度も触れたことですが、大切なことなのでもう一度強調しておきたいのは、眼圧測定の圧平眼圧計というのは、角膜の歪みを見ている検査だということです。この角膜の歪みと重りとのバランスは、角膜の厚みと関係して変化することに留意してください。つまり簡潔にいえば、角膜が薄い患者の目では、眼圧測定値が常に低く出るのです。

この角膜厚の違いによる測定眼圧の換算表を、私はアメリカの医師仲間と作成して、先進国では広く普及しています。しかし、日本ではこの換算表が全く普及していないどころか、角膜厚が薄いと眼圧が低く出ることさえ知られていません。

日本では正常眼圧を10～20㎜Hgとしています。この数字は、すでにお伝えしたように、ドイツ人の600ミクロンほどの厚い角膜で測定したものをもとに出された数字です。ところ

が日本人は、ドイツ人より角膜の厚みが薄いのです。さらに個人差も大きく、日本人の角膜は通常は５５０ミクロンほどであり、中には４８０ミクロンなど、かなり薄い人もいます。

このような方は、実際は眼圧が高くても、常に眼圧が低いと測定されます。ですから目標眼圧といっても、角膜の厚みによって換算した眼圧で見なければなりません。

初期緑内障の目標眼圧と治療

今や、網膜神経節細胞（Retinal Ganglion Cells）の障害をＯＣＴなどで測定して、初期の緑内障を計測できるようになりました。これは視野障害が出る前に分かる緑内障計測装置として有用です。もちろん視神経を直接見て、視神経乳頭陥凹の形状などで初期の緑内障を診ることもできます。

この初期の治療は、点眼薬などの薬物治療で十分なことが多く、経過観察が重要となります。この際の目標眼圧としては、いわゆる正常眼圧といわれてきた10～20㎜Hgの間に眼圧があることが必要です。

さらに、現在の眼圧から20～30％の低下を図るという感覚も重要です。現実に緑内障の患者の7割ほどが、いわゆる正常眼圧の中に入っているのです。ですから正常眼圧というのは緑内障を起こさない眼圧ではないということを肝に銘じてください。

これまでに何度も、主に高眼圧で緑内障になる患者は約3割に過ぎないと述べました。残りは眼圧以外の、主に血流などによる要素が多いと分かってきています。

しかしながら、それでも眼圧を下げることは効果的な治療であるのに間違いはありません。

中期緑内障の目標眼圧と治療

さらに視野障害が明らかに出てくる中期では、進行具合によって薬物療法を強化するか、もしくは手術療法を採用するかを判断します。この場合の目標眼圧の目安は、臨床的な感覚では15㎜Hgか、それ以下を目指す必要があります。点眼剤でこの眼圧低下が達成できればそのまま点眼で経過観察します。しかし、視野障害や網膜神経節細胞障害が進むようであれば、迷うことなく手術療法を行うべきです。

この手術方法ですが、現在のところ、私は眼内トラベクロトミー、特に360度トラベクロトミーをまずは行うことが多いのです。

ただし、視野障害の変化が急速であったりすれば、濾過手術を選択します。結膜の状況や目の形や視神経の状況などで総合的に判断しています。

ここで患者に必ず説明する必要があるのは、前にも述べましたように、トラベクロトミー手術後の前房出血により、一時的に視力が落ちるということです。線維柱帯の切開による出血と、急激な低眼圧化による前房内への血液の逆流があるのです。眼圧の降下は早いのですが、前房出血による視力回復の遅れで、日常生活に必要な視力が戻るのに2週間ほどはかかるというのが実態です。

さらに、濾過手術のトラベクレクトミーを選択した場合には、眼圧のコントロールのために手術後に追加手術をする場合もあります。眼圧は10㎜Hgほどを目標としますので、レーザーで縫合糸《ほうごうし》を切ったりする場合もあります（これについては後で説明します）。ときには眼圧が下がりすぎ、縫合の追加をすることもあります。

このトラベクレクトミーは、患者それぞれの目に合わせて、眼科外科医の感覚で、手術の各手技の程度を決めます。強膜フラップの厚みをどうするか、線維柱帯切除量をどの程度にして、どのぐらい窓を開けるのか、強膜フラップを10－0ナイロンで何針縫合するか、どの程度強く縫合を締めるか、もしくは緩めるか、などなど、ある程度の目安はあるのですが、途中で房水の漏れをチェックしながら決めていきます。

実際には数万件に及ぶ多くの緑内障手術経験に裏づけられた、切開や縫合などでのさじ加減が重要なのです。患者の目線でいえば、できるだけ多くの、1万件以上の緑内障濾過手術を経験した術者に依頼するほうが、術後結果が良いのです。腕の差がこれほど出る手術も珍しいでしょう。

ですから、日本で緑内障手術を自信を持って行える眼科外科医が、じつに少数しかいないのは当然な、難しい世界なのです。

私は今まで20万件以上の内眼手術を経験しています。このうちのかなりの数が緑内障手術ですし、多くの緑内障手術を開発して、欧米の国際眼科学会でも発表し教育しています。そのような、世界で最も多くの手術経験を持つ眼科外科医の私でも、緑内障手術は様々な結果を出す可能性があり、いまだに難しい手術と認識しています。

しかし、手術をせずにいたずらに失明に向かう方が多い日本の現状が残念で仕方がありません。手術の時期を失って後悔することがないように、この手術時期の判断は重要なのです。

重ねて言いますが、緑内障手術は他の手術よりもさらに眼科外科医の力量が結果に反映します。できうる限り良い腕を持った術者を選ぶべきです。日本では緑内障は、結局治らないとか、手術はできないなどと言われることが多いのです。これは、緑内障手術で安定した結果を出すのが非常に難しいので、手術ができずに結果として良い手術時期を失ってしまうのです。残念ながら、末期になって見えなくなってから、深作眼科に助けを求めてくる方がいかに多いかを実感しています。適切な手術時期を逃さないことがいかに重要かを知ってほしいのです。

緑内障手術を数万件行った実績のある眼科外科医であれば、積極的に手術をお勧めするような場合でも、緑内障手術経験に乏しい眼科医では、手術に踏み切れずに、その結果、手遅れにしてしまっているのです。言ってしまえば、緑内障の適切な手術時期判断は、眼科外科医がいかに多くの経験と良い結果を出し続けているか、もしくはそうでないかが基準となってしまっているのです。

末期緑内障の目標眼圧と治療

緑内障の初期では、もちろん患者は自覚もありません。中期であっても両眼で見ていると、患者自身は自覚的な異常は感じないことが多いのです。しかし、視野欠損も末期まで来ますと、さすがに患者も自覚してきます。

「町のお医者さんで緑内障と言われて10年間通院して、点眼薬をさしていました。お医者さんからは眼圧は上がっていないので具合は良い、と言われていました。そろそろ見えにくくなったので、深作眼科で白内障手術を受けたいと思い、受診しました」などと言って来院する方が非常に多いのです。

そして、そんな患者を診察すると、白内障もありますが、重症の緑内障があり、もはや視野も5度もなくて、もう失明する可能性が高い、といった段階にある患者が多いのです。私の施設には日本中から患者が来院しますが、深刻な問題を抱えた緑内障の方で、それまで点眼だけで十分な治療をされなかった、今にも失明しそうな末期の患者がじつに多く来院するのです。

これには本当に困ります。もちろん点眼薬や内服薬もできうる限り投与します。でも末期になれば視神経はじつに脆《もろ》くなり、いわゆる正常眼圧に下げられても、網膜神経節細胞などはどんどんと障害が進みます。これは眼圧だけが原因ではないのが理由ですが、目標眼圧も9㎜Hgか10㎜Hgほどと、かなり低くなります。

この低い目標眼圧は、薬物療法では成し遂げることはほぼ不可能です。手術しかないのです。でも、末期の手術は非常に難しいのです。眼圧をコントロールしても、もはや残りの網膜神経節細胞は少なく、そのまま見えなくなる可能性もあります。末期の手術を多く行っている経験から、なぜ中期までに手術療法を行わなかったかと、じつに残念なのです。最高の緑内障手術を手遅れになることなく施行できれば、生涯にわたって良い視力を得られる可能性が高いからです。

それでは、緑内障手術の濾過手術を具体的に説明します。

◆トラベクレクトミー（線維柱帯切除術）

この濾過手術の王道であるトラベクレクトミーは、線維柱帯の一部を切り取るという意味です。つまり切り取った通路から目の中の房水を外に出すという発想です。外といいましても清潔な環境で、白目《しろめ》と言われる部分の膜である、結膜の下に流すのです。

このような方法はじつは１９００年から始まっています。しかし、現代に見るようなトラベクレクトミーが始まったのは、１９６０年代にイギリスのワトソン医師らによってでした。その後、どんどんと改良が加わって、安全性や確実性が高まってきています。また、私自身も多くの改良を加えたのです。

手術方法をご説明します（図51）。

まず、結膜の角膜に接する部分である輪部《りんぶ》結膜を開けます。あとでカバーするので、できるだけ小さな切開で開けて、下の強膜という白い眼球の壁を出します。

強膜の角膜に接する部分である角膜輪部を根元にした3ミリ×3ミリのフラップ（ふたのようになるひらひらした部分）を作ります。まず、強膜は半分の厚みの半層切開ではがします。すると角膜輪部でヒンジ（蝶番《ちょうつがい》、ふたを開閉させる部分）となっている強膜フラップ（P243・写真M）ができるのです。

このヒンジ近くのフラップの下の中央部に小さな切開を作り、一部の線維柱帯を含めて切除して、目の前房に続く窓を形作ります。これが目の中の水の房水が流れ出る道になります。さらに、この道を虹彩が塞がないように、虹彩の根元の根部を小さく切除します。これを周辺虹彩切除術といいます。

このようにして、安定して目の中の房水を目の外に流すことで、眼圧が低くなるのです。

ただ、これだけでは眼圧が低くなりすぎます。ここで強膜フラップを元に戻し、断端を4～5カ所、10－0ナイロンという目に見えないような細い糸で留めます。通常は、四角い強

図51　トラベクレクトミー（線維柱帯切除術）

目の前房水を結膜下に流す。非生理的な水の流れなので、細胞分裂の瘢痕化で閉じやすい。細胞分裂を抑えるMMC（マイトマイシンC）という抗がん剤も併用する。

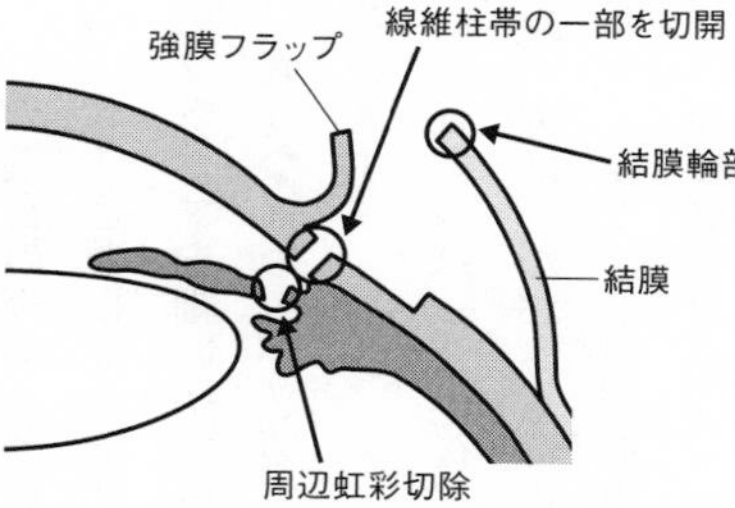

結膜輪部切開

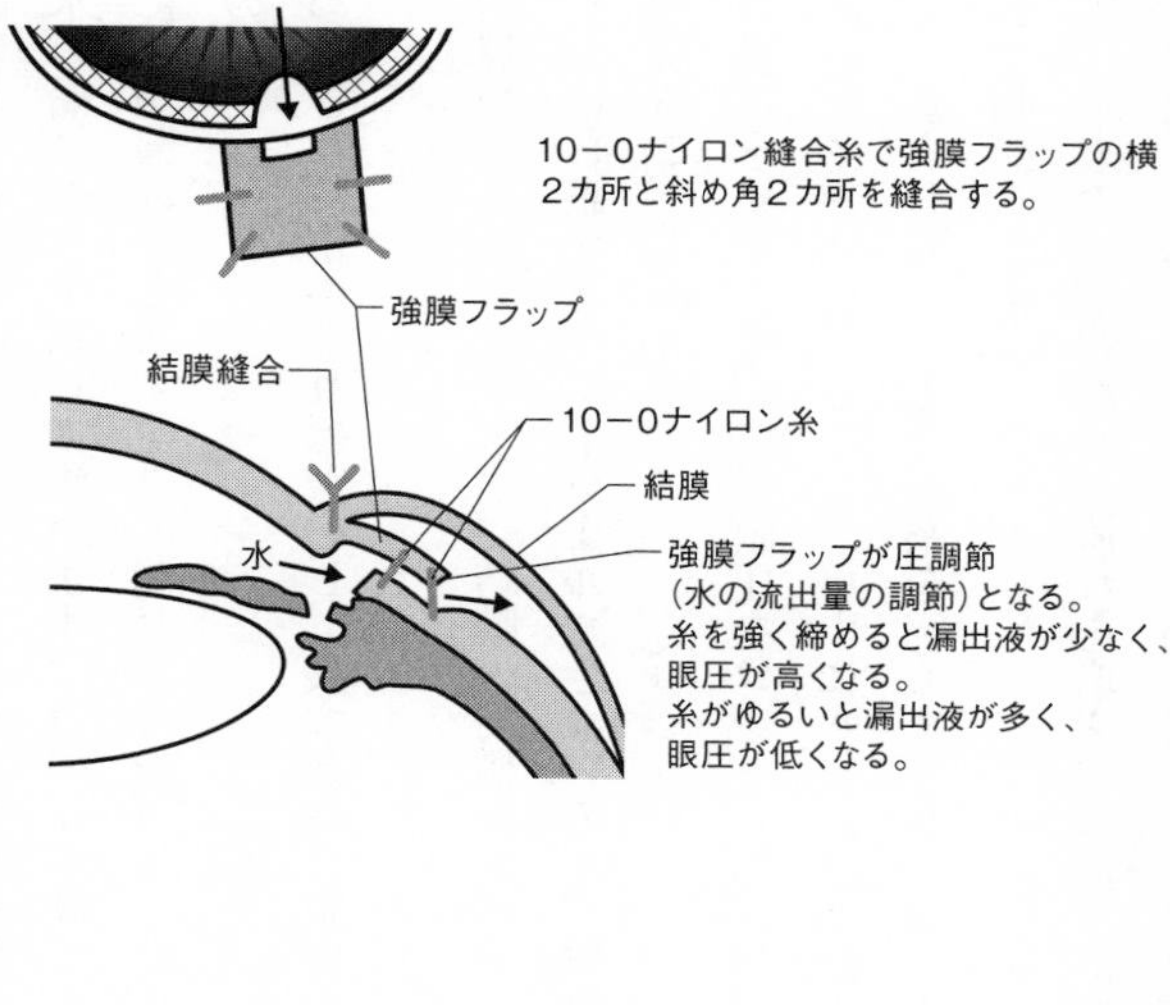

強膜フラップが圧調節（水の流出量の調節）となる。
糸を強く締めると漏出液が少なく、眼圧が高くなる。

10－0ナイロン縫合糸で強膜フラップの横2カ所と斜め角2カ所を縫合する。

膜フラップの両側とフラップの端を斜めに縫着し、必要によってフラップ先の中央にも縫合を置きます。この縫合の締め方の具合は、水の漏れ方を予想して決めます。目の圧が高くなると、強膜フラップを少し持ち上げるように水が漏れてきます。この漏れ具合をコントロールする目的でフラップを細い糸で縫合するのです。

ですから、適度な締め方が必要です。締めすぎたら水の漏れはないし、緩すぎたら眼圧が下がりすぎるのです。

眼圧のコントロールは、この後に閉じる結膜の厚みにもよります。結膜の内側にあるテノン膜などが厚い方は、なおさら濾過を良くしないと眼圧をコントロールできないので、縫合数を減らすとか、後でレーザーを使って糸を切ることもあります。

このように、強膜フラップは、いわば弁の役目を果たしていて、眼圧をコントロールしてくれるのです。途中でフルオロ染色（フルオレセイン染色）して、前房中に水を入れた時の圧力で、どの程度の水が漏れるかをチェックします。漏れすぎたら糸を締めますし、漏れがないなら、糸を切ったり縫合しなおしたりして調節します。

このトラベクレクトミーなどの濾過手術は、本来の生理的な水の流れを増やす方法ではありません。ですから、身体は濾過する道を瘢痕化して塞ごうとする、という反応が起きます。

写真M　トラベクレクトミーの際の強膜フラップ

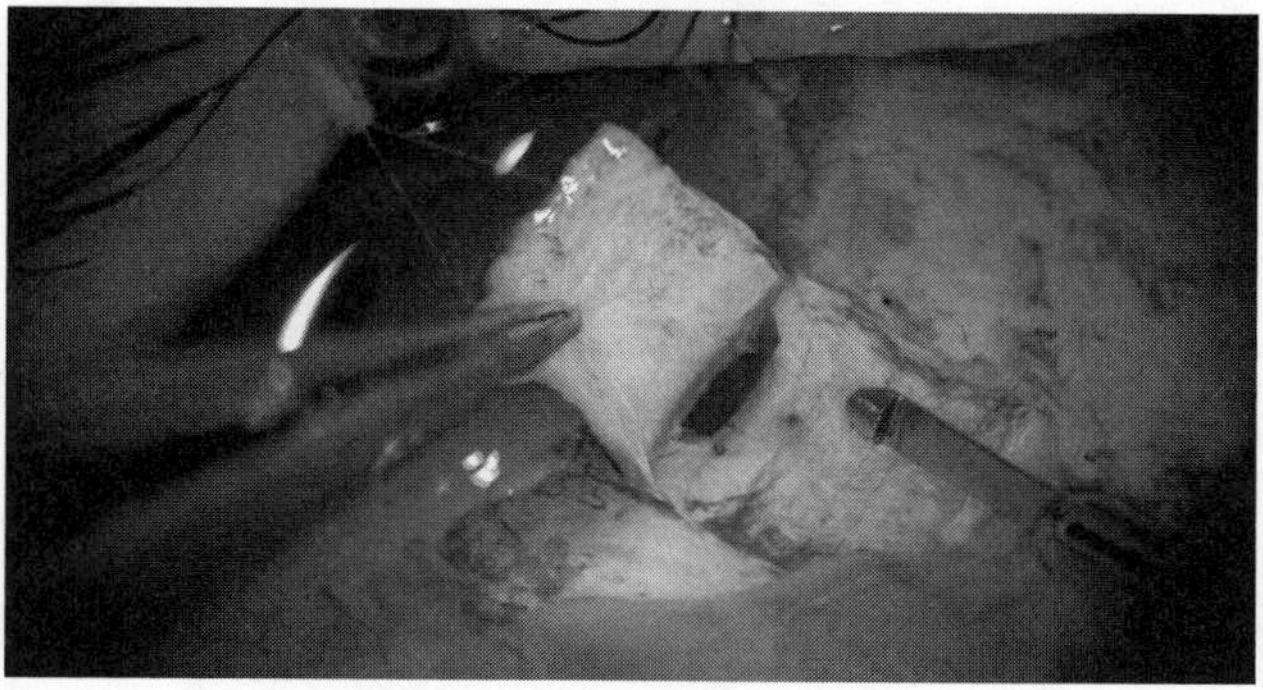

つまり、線維柱帯を切除した小さな窓が閉じられたり、強膜フラップを閉じようとするのです。

これは、細胞増殖によって起きる反応です。ですからこの細胞増殖を防ぐ薬が必要です。細胞増殖を防ぐ薬とは、抗がん剤に多くあります。この中でＭＭＣ（Mitomycin C）という細胞増殖停止作用を持つ薬を塗布したり、結膜下に注入します。０・０２％、つまり０・２㎎／㎖程度の薄いＭＭＣです。これを０・１㎖ほど、２％キシロカインの麻酔液に混ぜて結膜下に注入し、途中で洗い流します。

このような抗がん剤の利用により、トラベクレクトミーの眼圧下降効果は、長く、うまくいけば生涯にわたって効果が続くことができます。

一方で、トラベクレクトミーのような濾過手術は、目の中から結膜に房水が漏れるために、逆に外から細菌などが目の中に入る可能性もあります。

かつて実際にあった話です。中学生の女子が、他院で点眼薬だけを出されていましたが、眼圧は50㎜Hgと非常に高く、今にも失明しそうな状況で、困り果てて深作眼科に来院しました。このままでは確実に失明するので、緊急手術となって、トラベクレクトミーを施行しました。

幸いに眼圧は10㎜Hgほどに下がり安定して、救うことができました。経過を見ていましたが、彼女が高校2年生になり、「修学旅行で中国の北京に行くのだが、参加してよいか」と聞かれました。私は北京の大学病院で学術講演したこともあり、北京の大気汚染の深刻さを知っていたので、感染症を恐れて、行ってはいけないと諭したのです。ところが本人から、どうしても行きたいと懇願《こんがん》されました。やむを得ず、帰国後にすぐ診察に来ることを条件に許しました。

すると、案の定、北京滞在で視力が悪くなったと、帰国後に来院しました。彼女の目は、やはり危惧《きぐ》したように感染症を起こしていて、目の中に膿《うみ》が溜まっていました。

これも緊急で、硝子体手術を行って、膿などを取り除き、抗生物質を投与して、目は救えたのです。これは極端な例ですが、濾過手術後の患者は、不潔な環境に近づかないとか、目を洗ったりしないということが必要です。

彼女は、今は30歳代になり結婚して母親になり、目の状況も良く、眼圧も安定して視力も良く、喜んでいます。

こんなざっくりとした説明でも、患者の目の状況によって、眼科外科医の手術でのさじ加減がいかに必要で、術後経過の治療もいかに重要かが分かるでしょう。

私のような世界で最も多くの20万件以上の手術経験を持つ眼科外科医でさえ、このさじ加減といった患者個々に対応する知識と手術技量を保つことは大変です。多くの方が勘違いしていますが、日本の大学病院や総合病院、個人病院などの研修病院レベルでは、良い緑内障手術を行うのは至難の業であり、これが、末期まで薬だけの治療を行わざるを得ない理由であり、そして、緑内障の適切な手術時期を逃している現実なのです。

日本で良い眼科外科医を見つけるのは難しいでしょうが、この腕の良い眼科外科医というものが、緑内障治療では特に重要なのです。今や日本は、世界でも最も長生きする国になりました。このような１００歳まで生きようとする現代において、緑内障で70歳代や80歳代で失明するような現実では困るのです。もっと世間が、眼科外科医の重要性について認識してもらいたいものです。

◆トラベクレクトミー変法の Ex-Press 留置術

さて、次にご紹介する「変法」は、トラベクレクトミーと基本的には同じような手術方法です。しかし、その最も本質的な部分、つまり線維柱帯と強膜の一部を切除して窓を作り、その場所の虹彩根部を切除するところを、小さな金属製の筒である「Ex-Press」を挿入する（図52）という点が異なっています。

手術手技としては、私が述べたような眼科外科医のさじ加減が少ないという意味でも、簡単な手術方法です。ですから、研修病院などで技術に劣る者が採用したがるのですが、この方法には少し問題があるのです。

Ex-Press の金属の筒は、長さが2・6㎜で幅が0・38㎜、筒の内腔の実質サイズは0・05㎜（50㎛）なのです。以前は0・2㎜（200㎛）内腔もありましたが、今は0・05㎜のものだけです。これは、200㎛の中に150㎛のワイヤーが入り、内腔が狭くなったからです。

図52　Ex-Press留置術

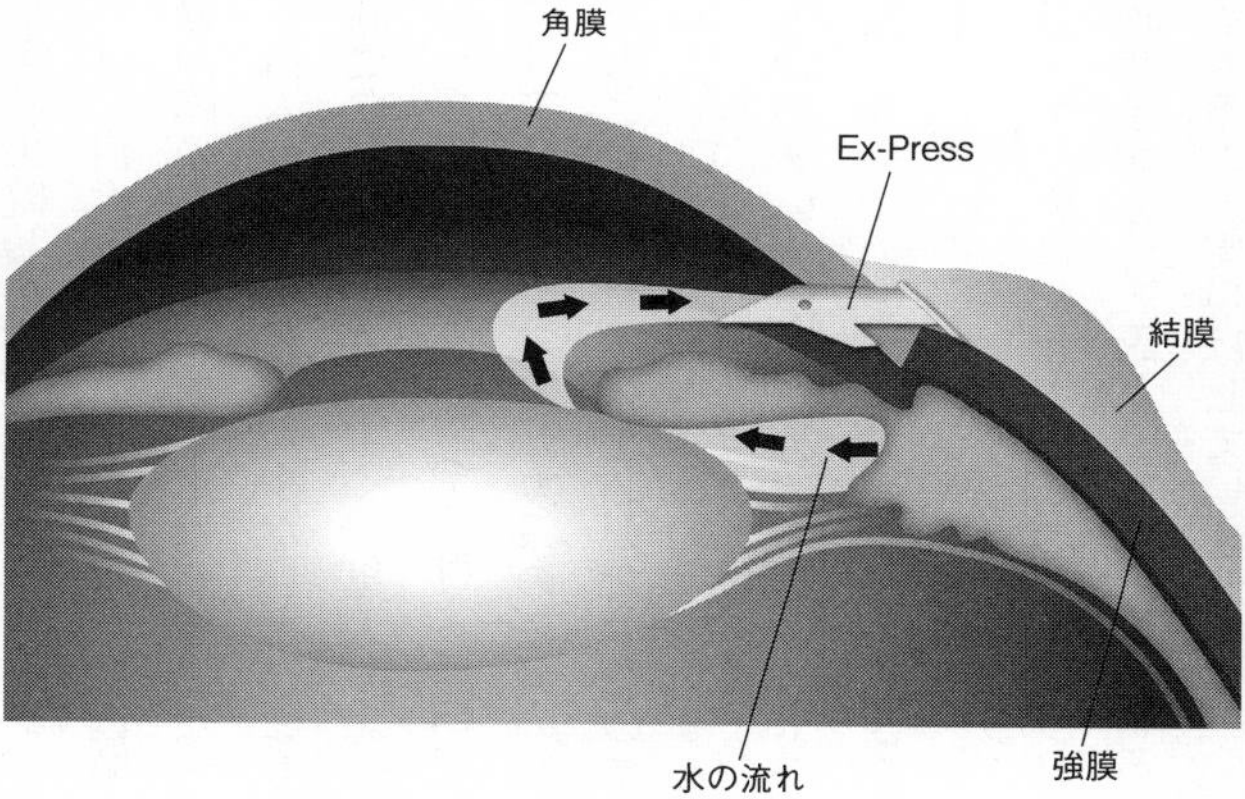

じつはこれが問題です。もともとこの器具はイスラエルの会社で開発され、今はアメリカのアルコン社が扱っています。２００㎛はサイズが大きくて濾過が強いので、イスラエルやアフリカなどの色素の強い人には向いていたのですが、白人のためには濾過が効きすぎて低眼圧になりやすく、１５０㎛のワイヤーを入れた50㎛のものが主に使われるようになったのです。

アメリカの会社で扱うようになってからは、白人のマーケットが広いこともあり、50㎛の製品だけを生産するようになり２００㎛はなくなりました。深作眼科には世界中から患者が多く来ますし、六本木院では周囲の大使館員や在日外国人の患者も多く、白人や黒人の患者も多く来院します。

じつは、白人患者は、どのような緑内障手術をしてもじつによく効き、効果が長持ちします。緑内障の手術での問題点は、濾過などが、色素が原因で、詰まりやすいのだと思っています。白人のように色素が少ないと詰まりにくいのです。一方で黒人は、色素の関係で緑内障の濾過などが詰まりやすく、黒人の患者の緑内障手術は難しくなります。

このEx-Pressでも、かつてはより内径の大きい200㎛のサイズがあったのは、イスラエルにはアラブ系やアフリカ系の色素の多い患者が多いので、より強い濾過効果や、詰まりにくい大きな内腔サイズが必要だったのでしょう。

そう考えてきますと、色素の面では、日本人は、黒人ほど多くはないですが、白人よりはやや色素が多い方が多いのです。すると、白人用ともいえる50㎛の内腔しかないEx-Pressでは詰まりやすいのです。現実にEx-Press留置による濾過手術は手技が簡単ですが、効果が長持ちしない患者が多くいます。

私はアメリカの学会で、このアルコン社の本社社長と会談し、日本人などのアジア人向けに75㎛サイズのEx-Pressを作ってくれるように依頼したのですが、日本人のマーケットが小さすぎるので実現はしていません。

一方で、トラベクレクトミーであれば、術者のさじ加減で、線維柱帯と強膜の切除による窓の大きさを自由に作ることができます。房水の濾過の量も自由に決められます。

つまり、腕のある眼科外科医であれば、日本人相手では、基本的にEx-Press留置術よりトラベクレクトミーを選んだほうがよく、生涯にわたり眼圧コントロールを安定化することが可能なのです。

◆チューブシャント手術

重症の緑内障患者で、結膜を使った濾過手術ができなくなるほど結膜が傷んでいるような患者では、特殊な手術方法が必要です。

私は、毛様体上皮細胞を内視鏡の直視下で光凝固することが最も良いと思いますし、それが現実に、良好な眼圧降下コントロールを得られる手術です。しかし、この内視鏡下での毛様体光凝固術は、モニターを見ながら行う手術であり、手術技術がかなり難しいのです。

そのほかの手術選択肢もあります。そのうち、日本で保険での認可がある方法に、チューブシャント手術があります。ここからご紹介しましょう。

バルベルト緑内障インプラント

このチューブシャント手術は、目の中にチューブを挿入して、眼内から流れ出た房水を器具の本体に導いて、目の奥の部分の結膜下に流す手術です。

チューブシャント用の器具として、まず一つめにご紹介するのは、「バルベルト緑内障インプラント（Baerveldt Glaucoma Implant）」です（図53）。

このインプラントでは、結膜下に水を流す部分の本体の大きさが2種類あります。また、前房から水を取り出すのが、角膜を通った前房内からか、硝子体手術のカニューラ（パイプ状の通路）の場所からか、に分かれます。

この手術は比較的簡単ではありますが、弁がないことで低眼圧になったり、チューブが閉塞して効果がなくなり高眼圧となることもあります。長いチューブが前房に入っている例では、角膜内皮細胞が障害を受け、水疱性角膜症での角膜混濁となる可能性が高いのです。

アーメド緑内障バルブ

もう一つのインプラントは、アーメド緑内障バルブ（Ahmed Glaucoma Valve）というタイプです。この特徴は、器具の本体がやや小さくて、奥の結膜下に入れるのがより易しく

図53　バルベルト緑内障インプラント

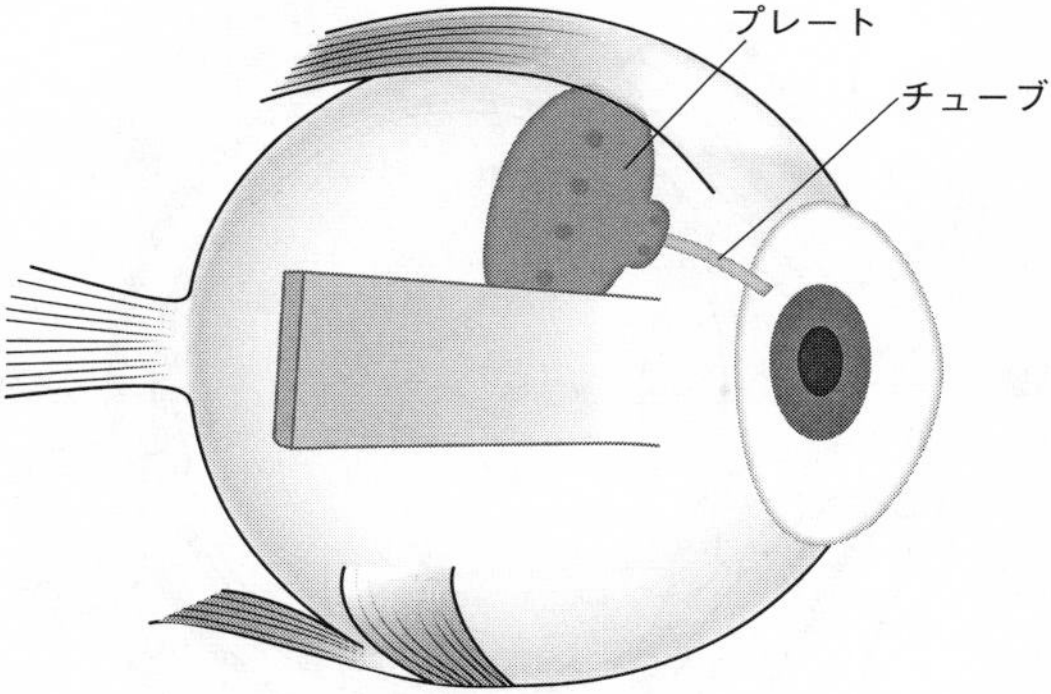

眼内の房水をチューブを通して強膜上のプレートに流し、プレート周囲の結合組織に吸収させる。

なることです。

さらに、チューブから本体に水が流れるのですが、プレート部分に8～12㎜Hgで開くように設計された調圧弁がついています。ですから低眼圧になる可能性は少ないのです。

緑内障チューブシャント手術の合併症

最も多いのは、目の中の前房内にチューブが入っているために、チューブでの外傷や水流による障害で、角膜の内皮細胞の細胞数が減り、水疱性角膜症となり、角膜が濁ることです。視力も低下します。

この角膜内皮細胞減少の合併症を防ぐために、毛様体扁平部で、つまり通常は硝子体手

図54　テノン膜

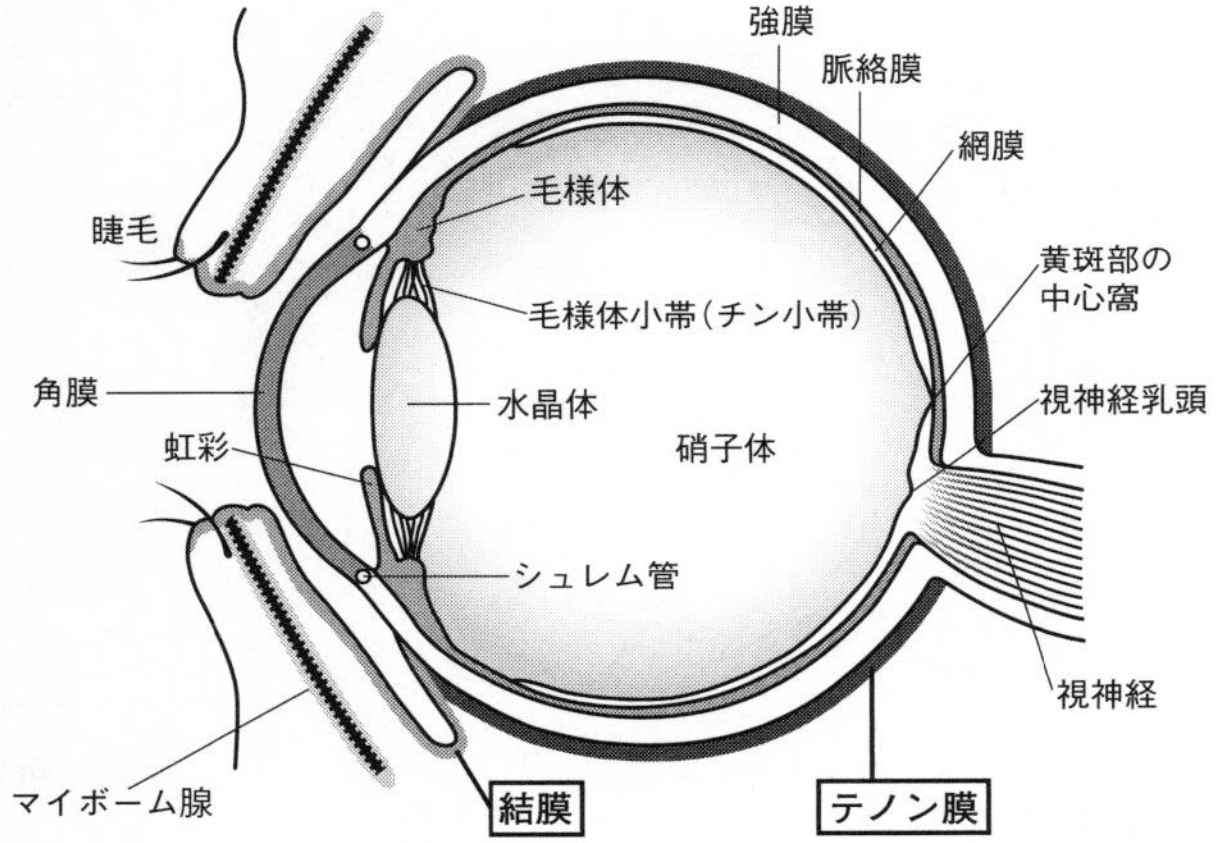

術時に開ける場所ですが、角膜輪部から3・5㎜離れた場所に、チューブを留置することもできます。目の中の水を十分に流す必要があるので、硝子体手術を施行して、特にチューブ留置部分周辺は、硝子体線維を十分に除去する必要があります。

この方法であっても、手術後にチューブが結膜下から露出したり、偏位することがあります。さらに術後感染症も常に大きな問題です。

チューブに流れる房水量が多いと、低眼圧となり網脈絡膜剥離となったり、低眼圧性黄斑症となり視力が落ちます。一方で、チューブが詰まり房水の流水量が減り、再び高眼圧となることもあります。また、高眼圧から急速な眼圧低下により、脈絡膜の血管が破けて駆逐性《くちくせい》出血という失明につながりかねない合併症もあります。

このチューブシャント手術の最大の欠点は、大きな本体を眼球の奥へ留置するために、結膜やテノン膜（図54）を大きく切開しなくてはならず、眼球の瘢痕化が強くなることです。一気に目の状況が悪くなり、他の手術方法が取れなくなることがあります。

私の経験では、点眼薬での治療では不十分で手術療法をする際に、眼内トラベクロトミーやトラベクレクトミーでほとんどの症例の眼圧がコントロールできます。さらに重症の症例には、内視鏡下での毛様体乳様突起への、選択的な強いレーザー光凝固術で房水産生を抑えることができるので、眼圧はコントロールできています。このチューブシャント手術は経験していますが、その前に行う手術にて、ほぼ全例の眼圧コントロールができているので、このような大きな瘢痕を引き起こす手術は使わないでも済んでいるのが現状です。

（4）そもそもの水の産出を抑える方法

ここまでご紹介しましたように、目の中の過剰な水を外に出す方法は、緑内障では最も基本で、多く行われる方法です。しかしながら、何度もトラベクロトミーやトラベクレクトミー濾過手術を繰り返しても、直後は眼圧がかなり下がっても、時間が経つと効果がなくなり、再び眼圧が急激に上昇するケースもあります。

この場合は、目の中の水を外に出す再手術を行っても、組織の瘢痕化が進むために、眼圧下降効果が出にくいことも多いのです。このような例には、発想を全く変えて、水の排出を増やすのではなく、毛様体突起での水の産出を抑えることで、眼圧を下げる方法を開発しました。

これが、内視鏡下のモニターで毛様体突起を見ながら、選択的に高出力のレーザー光凝固を毛様体に行う方法です。レーザーによる毛様体熱凝固にて房水産生を抑え込み、眼圧を下げる方法です。次の項からは、これについて述べていきます。

ここで注意するのは、毛様体は、前房側にある部分と、後房側にある部分があることです。前房側は、角膜を切開して内視鏡やレーザープローブをアプローチします。後房側は、硝子体手術での硝子体カニューラから内視鏡やレーザーを挿入アプローチします。

硝子体手術や白内障手術時に内視鏡レーザーにより毛様体産生を抑える手術

◆白内障手術と併用する毛様体光凝固法

まずは白内障手術に緑内障手術を併用する方法です。白内障手術で眼内レンズを移植した後に、眼圧をコントロールする目的で、水晶体の前方の部分にある毛様体の一部に光凝固術を行い、毛様体からの水の産生を抑える方法です。この方法は、高齢者に多い白内障では同時に緑内障を合併することが多いので、両者を同時に治療できるため有用なのです。

同時にできるという意味では、同じような方法ですが、白内障手術後にｉ－Ｓｔｅｎｔという小さな管を線維柱帯に埋め込む手術があります（Ｐ219・図48参照）。前に紹介しました。

これは保険適用であり私自身も多く施行しましたが、管が小さすぎて、眼圧下降効果は少ないのです。この小さな管を埋め込むだけで、手術代金が10万円ほど加わります。ほとんどが器具代金です。

以前のｉ－Ｓｔｅｎｔは1カ所でしたので効果は少なく、しばらくやめていました。しかし、最近では2カ所に埋めるのと、管の形状が変わったことでシュレム管を開く効果もあり、以前よりは効果もやや出てきています。しかし、これは360度トラベクロトミーを行う際に邪魔な瘢痕を作りますし、費用がかかる割には眼圧下降効果がないので、近年は行わなくなりました。

しかし、ここでご紹介する毛様体光凝固の併用術は、はるかに劇的な眼圧下降効果が出ますので、同時手術といっても、全く別次元の方法です。

レーザーに話を戻します。毛様体突起から房水が産生されるので、ここをレーザー光凝固することで、細胞の凝固により効果的に水の産生を抑えられることは理解しやすいでしょう。

ただし、毛様体は虹彩の下に隠れています。この毛様体が見えないことにより、従来は、眼球の外から強いエネルギー波の半導体レーザーを照射して、眼球壁の強膜を通して毛様体を凝固したのです。

しかし、これには高エネルギーが必要で、眼球強膜に穴があいたりする障害を起こしますし、毛様体にどの程度効果的にレーザー照射ができたかが分からないのです。

毛様体破壊手術には、古典的な冷凍凝固術もあります。しかしこれは、眼球そのものを壊すので、行ってはいけません。

要は、同じレーザーによる毛様体凝固術といっても、近代的な意味で推奨できるのは、内視鏡下で観察しながら選択的に毛様体上皮を高出力のレーザーで凝固して抑え込む方法です。眼内内視鏡ですが、0・6㎜直径で10万画素の細い高性能の眼科用内視鏡を使います。これで、直視下に毛様体突起をはっきりと見ることができます。レーザー照射の場所やエネルギーの強さなどもモニターで見ながら毛様体光凝固をする、というかなりの手術技術が必要ですが、安全で効果的な毛様体光凝固術が可能となったのです。

この内視鏡下毛様体光凝固方法は、私がアメリカで最初に発表して、今や欧米では当たり前の方法として広く知られています。しかしながら、眼内内視鏡が高価であり、モニターを見ながら光凝固をする手術技術が難しいのと、日本では残念ながら保険適用でないことで、普及はしていません。

現実には、深作眼科では、内視鏡下の毛様体光凝固術の部分は、費用を取らないで病院の負担で行っています。効果のほぼないｉ－Ｓｔｅｎｔ手術には保険は10万円追加で支払われるのに、より難しいが、より高い眼圧低下効果がある内視鏡下毛様体光凝固手術が保険適用ではないのは、速やかに解消すべき問題でしょう。

この非常に眼圧降下作用があり効果的な内視鏡下毛様体光凝固術が、難しく費用がかかるのに保険適用でないために普及していないのは、本末転倒です。強調したいのは、絶対に必要で難治緑内障手術の救世主たる内視鏡下毛様体光凝固術を保険適用にすべきであり、適用になれば、多くの末期緑内障を救えるようになるということです。

現在は残念ながら、重症緑内障患者を救うために、費用をとらないで、このかなりの消耗品代がかかる毛様体光凝固術を深作眼科では無料で行っているのです。

◆硝子体手術と併用する毛様体光凝固法

この方法は、本書ではすでに、重症の血管新生緑内障の治療方法としてご紹介しています（Ｐ143・図40参照）。血管新生緑内障以外でも、複数回の手術を受けているために結膜が硬くなって、通常の濾過手術ができないような難治症例でも有効です。

第4章でも手術の方法をご紹介しましたが、再度ご説明します。硝子体手術に併用した形で、内視鏡と眼内レーザーを使います。この内視鏡は、23ゲージで直径が0・6㎜と細いのですが、10万画素あり、実用上は十分です。レーザー治療の毛様体は、水晶体のチン小帯が付着している毛様体突起の間の部分と後ろの部分を光凝固します。

前房中の毛様体突起部分はレンズの表側にあるので、前からアプローチします。1㎜ほどの角膜切開を2カ所あけ、器具を挿入します。目の前房の中と虹彩とレンズの間に、粘弾性物質を入れて手術の空間を確保します。切開の1カ所からは直径0・6㎜の23ゲージの太さの内視鏡を入れて、他方からは、より細い25ゲージの眼内レーザーのプローブを入れます。この場所は途中で左右交代します。

内視鏡の映像は術者の斜め前に置いたモニターで確認しながら手術をします。毛様体突起に眼内レーザーの赤い指標が映ります。そこでフットスイッチを踏むことで、毛様体突起の狙った場所にレーザーを照射できるのです。映画では、スナイパーが赤い照準用レーザーを敵に当てて弾を打つ場面がありますが、そんな感じでしょうか。つまり、内視鏡で直接毛様体を観察しながら、指標の赤いレーザー光によって、正確な破壊レーザーが発射されるのです。

このレーザーはフットスイッチを踏んでいる間中、必要なだけ照射されます。３００mWという高エネルギーを狭い範囲の毛様体に打ちます。毛様体上皮細胞などが破壊されると、小さなポップ音がして、破壊とともに白く凝固されるのが見えます。

この２つの切開では、目標は１８０度の毛様体光凝固術を行います。重症でさらに広く行いたいときは、別の場所にさらに２つの切開を置いて、他の未治療の場所の毛様体光凝固ができます。通常は前側の毛様体光凝固は１８０度で十分です。

さらに、今度は水晶体後方にある毛様体突起のレーザー照射です。まずは、硝子体手術を施行して、内視鏡やレーザー治療が問題なく行えるように、中央だけでなく周辺部の毛様体線維を取り除きます。さらに、硝子体手術時の23ゲージのカニューラを使います。

その細い管から内視鏡とレーザー装置を入れて、モニターで確認しながら、同じく３００mW程度の高出力で、毛様体突起が真っ白くなるまで光凝固を加えます。これにより、通常の3カ所のカニューラ留置では、２００度くらいの範囲での毛様体光凝固術が可能です。さらに、血管新生緑内障などの非常に重症な緑内障例では、さらにカニューラを1カ所足して、ほぼ全周の毛様体光凝固を行うこともできます。

この方法はアメリカ眼科学会で私が発表すると、大変な反響を生みました。それまで、糖尿病性網膜症などを原因疾患とする血管新生緑内障は、現実には治療ができず、失明しかなかったのです。

深作眼科には日本中、世界中から、失明の恐怖から救ってほしいと多くの患者が来ます。そのうちのかなりの患者が、この血管新生緑内障です。これらの患者は、大学病院などの研修病院で、効果を出すのが難しい濾過手術を受けて失敗して、大量の眼圧を下げる薬を投与されながら、眼圧が40㎜Hgほどもあり、視野も消えつつあるのです。しかも、比較的若い40歳代の働き盛りが多いのです。彼らは、もはや治療法はないと大学病院などで宣告を受けています。

このような方々は、来院したときにはすでに重症なのです。視野は非常に狭く、視力も角膜浮腫のために0・1もない有様です。このような患者に緊急手術で、硝子体手術を施行し、内視鏡下で直視下に毛様体突起の光凝固術をほぼ全周にわたって行います。すると、翌日には眼圧が10㎜Hgほどに劇的に下がり、角膜浮腫が取れて、視力も0・5ほどに回復するのです。

こうした患者は心から感動と感謝の気持ちを伝えてくれます。このように、病院の負担で内視鏡下の光凝固術を行いますので、赤字手術ですが、患者の喜びを見ていると、本当に救うことができてよかったと思い、患者の喜ぶ姿が私の報酬だとしみじみと思うのです。

深作眼科YouTubeチャンネルのご案内

私のクリニックである深作眼科ではYouTubeで眼科治療を紹介するチャンネルを立ち上げました。従来、毎月のように、眼科に関する講演会を開き、大変ご好評をいただいていました。感染症拡大防止の観点から講演会が行えない間も、多くの患者さんや眼科に興味のある方々から、最先端の眼科治療について生の声で聞きたいとの希望が寄せられていました。このため動画によって分かりやすく世界最先端の眼科治療についてご紹介することとしました。

本書でもご紹介した**〈360度トラベクロトミー〉〈トラベクレクトミー〉**や、**〈多焦点眼内レンズ白内障手術〉〈近視矯正ICL手術〉**など、一般の方が見てもすぐに分かるような症例を選んでいます。

以下のURL、QRコードからアクセスできますので、ご興味のある方はぜひご覧ください。

https://www.youtube.com/channel/UCl8gckaiJl-twGixp63XEBA

終章　眼圧以外の原因、誤診、そして緑内障治療の未来

（1）眼圧以外の原因

眼圧は低いのに、視神経障害が強い緑内障がある

今まで、多くの緑内障の治療方法を述べてきました。まずは適正な薬物療法が、最初の課題となるでしょう。その後は手術療法も必要でしょう。その段階を踏むことで、眼圧コントロールは十分可能となっています。

一方で、眼圧コントロールが良好というか、むしろ低いくらいで経過を見られていながら、緑内障が悪化している症例もあります。具体的に私の患者の例で説明します。

前の章でも少しだけ触れた患者さんです。この方は、20年にわたって、名の知れた大学病院などの眼科にかかり、眼圧のコントロールも10㎜Hgととても良かったのです。まだ若い方であり、大手の放送会社の報道局で忙しい仕事を持つ責任ある立場の方です。もちろんイン

テリで問題意識も高く、緑内障治療を積極的に受けていた、との認識でした。

ところが、その長い治療の末に、50歳代の若さで、右目は失明し、左目も指数弁別と、ほぼ両眼失明状態となったのです。そこで、最後の頼みとの思いで紹介を受けて、深作眼科に来院しました。

残った左目の視力は指数弁別ですが、残っている網膜神経節細胞を何とか保存して、再生できる可能性があるならと、できうる限りの治療を行うことにしたのです。

これこそ典型的な例ですが、緑内障の発症原因は眼圧だけではないのです。それまで診てもらっていた病院でも、眼圧が低いので良好だと言われ続けてきて、それなのに右目が失明し、左目もほぼ視力を失ったのです。

すでにご紹介しましたが、世界の国際学会のデータだけでなく、日本の多治見市のデータでも、眼圧が明らかに高い緑内障は3割しかいませんでした。ですから、正常眼圧などという概念は、本当の問題を見失い、ある意味ではかえって医師や患者を惑わす指標なのです。再度申しますが、緑内障の原因で眼圧が主たる原因なのは約3割であり、その他は眼圧以外に「血流」などに問題がある場合が多いのです。

さらに、「血流」以外の可能性についても、もう少し考察しましょう。

患者自身の持つ免疫異常を起こす抗体が炎症を起こしている可能性もあります。「炎症」があれば血管炎を起こし、血流も悪くなります。

また、この方は近視でしたので、眼球が伸びる過程で（近視眼では眼軸長＝眼球の奥行きが過剰に伸長します）網膜神経節細胞の神経突起が圧迫を受けて、「機械的圧迫」障害を来してもおかしくありません。

また、眼圧と関係のある「血圧」ですが、血圧と眼圧のバランスが崩れると、視神経への血流障害が起きると推測できます。

これらの障害の結果として、網膜神経節細胞が虚血状態となり、やはり血流障害となるのです。

この方は片眼が失明し、他眼もほとんどの視野が欠けていました。もはや視力回復の望みはないともいえましたが、私は最後の最後まであきらめないとの決意で、わずかな視機能回復の可能性について説明し、患者も手術などの治療を希望したのです。

まずは、隅角がかなり狭かったので、夕方に瞳孔が散瞳して眼圧が上がる可能性も考慮しました。診察時に散瞳剤で散瞳したところ、やはり眼圧は上昇し、夕方の散瞳時に眼圧が上がることが判明しました。そこで眼圧を安定的に下げるためにも、まずは白内障手術を行いました。その効果もあり、左目は視力が出ただけでなく、眼圧も昼夜とも安定化しました。

さらに、眼圧以外の血流の治療を紹介して、サプリメントの内服を開始したのです。

まずは、ナイアシン（ビタミンＢ３）の内服を開始しました。ナイアシンは急に血流が良くなり、蕁麻疹や頭がポーっとするなどのフラッシュという副反応があることはすでに説明しました。血流が良くなった結果なので、効果がある証拠なのですが、急激な血流増加による体の変化は、患者にはびっくりするような副反応なのです。

そこで、徐々に効果が出るフラッシュ・フリーのナイアシンを内服してもらうことにしました。前にもご説明しましたように、フラッシュ・フリーとは、ナイアシンの効果が徐々に出るように加工されているものです。

お勧めしているナイアシンは、１カプセル５００㎎のものですが、最初は１日２カプセルで１０００㎎から飲んでもらい、少しずつ増やして朝と夕方に2カプセルずつ、１日２００0㎎にしてもらいました。

さらに、Ｌアルギニン３０００㎎と、Ｌシトルリンの一酸化窒素（NO）産生による血管拡張と血流増加を図りました。

すると半年ほどで、左の視機能が以前よりかなり改善してきたのです。ほぼゼロから、わずかな視力とはいえ、０・１まで出てきました。不十分な視力ではあるのですが、ほぼ失明した患者にとっては、わずかに見えることが、とてもうれしく満足できるものなのです。もちろんこの患者さんは心から感謝してくださり、喜んでいます。

患者さんはサプリメント治療にさらに意欲が出てきました。そこで、ナイアシン２０００mgやLアルギニンだけでなく、ビタミンBの総合ビタミン剤であるB－１００や、ビタミンCを２０００mg、ビタミンEを４００IU内服し、さらにビタミンAを１００００IU、ビタミンDも２０００IU内服してもらうようにしました。

サプリメントの効果には限界があります。しかし、視力や視野に限らず、また目だけでなく、これらのサプリメント内服によって、血流が劇的に改善して、多くの炎症が改善し、細胞膜の安定化や、免疫力安定化と強化なども得られます。

緑内障の最末期であっても、あきらめずに、できうる限りの緑内障治療を行うことが重要なのです。

（2）緑内障以外の原因による視野障害

視野障害によって緑内障と誤診されやすい症例

緑内障の診断によく使われるのが視野検査であるということは、本書ですでに、繰り返し述べてきました。「緑内障とは視野障害が起こる病気である」と捉えるのはごく自然なことです。しかしながら、緑内障以外でも視野障害が起こる病気は多くあります。この診断を間違えて、単なる緑内障と診断してしまうことで他の病気を放置すると、より困った問題が起こりえます。

意外に思うかもしれませんが、眼科で頭の中の病気が見つかることも多くあります。目は感覚器であり、光を電気信号に変えるだけの機能です。この電気信号を解釈するのが脳なのです。ですから、目の外の視神経や、伝達のための神経線維の「視放線《しほうせん》」（後述）などの異常でも、視野障害は起こります。また、もちろんですが、脳そのものの異常でも視野障害は起こります。

視細胞から脳細胞への電気信号の伝達経路を詳しく見る

第1章でも触れましたが、視覚情報の伝わり方を復習してみましょう。

まず、外から入ってきた光（見るための情報）は、角膜と水晶体で曲げられて網膜に焦点を結びます。光は視細胞のタンパク質に作用して電気を発します。この視細胞には、中央視野の詳細情報や色彩を見るための3種類の錐体細胞と、明暗の区別を主たる機能とする桿体細胞とがあります。これらの視細胞が電気信号を発します。

つまり外界の光情報を、神経情報である電気信号に変えるのです。この電気信号は神経経路を伝わって脳へと向かいます。

まずは網膜内で、1億以上の視細胞から発現した電気信号は、双極細胞、網膜神経節細胞へと伝わり、さらに100万本ほどの電気伝達ケーブルである軸索の視神経へと伝わり、眼外に出ます。億単位の視細胞の情報を集めて100万ほどの視神経軸索の中を伝わった電気信号は、次いで脳の外側膝状体《がいそくしつじょうたい》まで伸びます。これは頭のこめかみあたりの奥にありますね。

ただ、この視神経の束が外側膝状体に行く前に交差します（図55）。これを視交叉《しこうさ》といって、左右の目からの視神経が半分ずつ分かれるのです。視神経の半分は交差して、あとの半分は同じ側に残ります。つまり、右視神経から来た半分が左の外側膝状体に行き、左から来た半分の視神経は右の外側膝状体に行きます。分かれ方は、網膜を中心にして耳側と鼻側の半分ずつに分かれるのです（図55）。

この視神経の半分ですが、目から伸びて、視交差部分では、耳側から来た視神経の束は交差せずに、湾曲して同じ耳側の外側膝状体に向かいます。一方で、鼻側から来た視神経の束は、交差して、反対側の外側膝状体に行きます。つまり、右の目から来た耳側の視神経は同じ側の右側の外側膝状体に行き、右の目の鼻側の視神経は視交叉して反対の左側の外側膝状体に行くのです。左目はその逆です。

右目、左目のそれぞれで物を見た時の情報が、電気信号ではどのように伝わるかを考えてみましょう。視野でいえば、水晶体で投影されるので、物を見た時の右半分の視野は左右の目の網膜の左半分に投影され対応します。もっと具体的に解説しますと、右目の右半分の視野情報が奥の網膜では左半分の網膜に投影されて、ここからの電気情報は右目では鼻側の網膜なので交差して左脳の外側膝状体に行きます。左目における右半分の視野情報は、奥の左半分の網膜に投影され、ここからの電気情報は左目の耳側なので、交差しないで左目の外側膝状体に行きます。

つまり、外界の右半分の視野情報は左側の外側膝状体に集まり、脳の左半球に投影されるのです。ちょっと頭の体操のような面倒くさい感じですが、図を見て電気情報の走行を確認すれば分かると思います。また同じ原理で、物を見ている時の、残りの左半分の視野情報は、脳の右半球に投影されるのです。

このようにして、網膜神経節細胞から伸びた軸索である視神経は、外側膝状体まで伸び、電気情報を伝達するのです。

この視神経からの信号伝達の後には、外側膝状体の細胞にてシナプス結合という別の神経系に神経伝達物質を介して伝わり、電気信号は後脳に行きます。そしてこの「外側膝状体から後脳への伝達経路の神経系」を、「視放線」と呼ぶのです。視放線は脳の後ろの部分である視覚野へと電気信号を伝えます。

図55　視覚情報の伝達経路と障害部位による視野障害

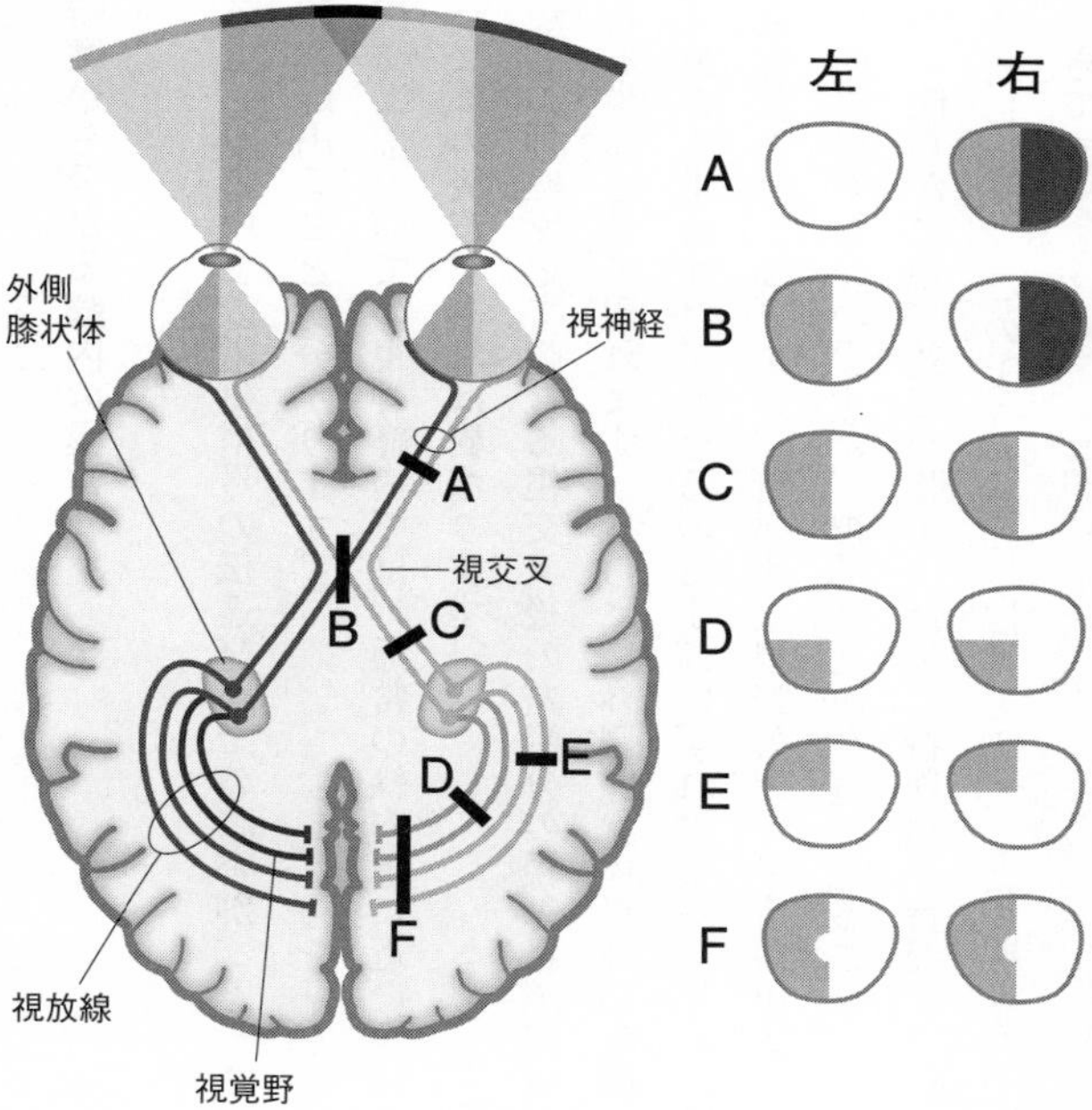

視神経、視交叉、外側膝状体、視放線を上から見た模式図。
A～Eの障害部位によって右のような視野の欠損が起こる。
図56（P279）の視野の患者はAとBの混合タイプだと分かる。

視野障害の特徴から分かる脳内の異常

こうしてみると、脳の中での電気信号の伝達経路での障害が、どこで起こるかによって、特徴的な視野障害が出ることが分かります。

たとえば、視交叉部の前での視神経病では、通常の緑内障に近い視野狭窄《きょうさく》が起きます。

しかし、視交叉部の後ろであれば異なります。

腫瘍や出血などの神経圧迫で起きる視交叉後の左半分の視神経障害であれば、視野では右半球に投影される半盲《はんもう》として現れます。さらに、外側膝状体以降の脳腫瘍や出血があれば、場所によって4分の1半盲などが起きるのです。いずれにしろ、半盲や4分の1半盲があれば、脳の中の異常だと分かりますし、特異的な視野欠損の半盲が出ます。

眼科医としての立場からいいますと、視神経乳頭を直接見ることができますが、視神経乳頭の所見と比べて明らかに視野狭窄が強かったり、特殊な半盲などの症例では、単なる緑内障ではないと診断します。このような場合には、念のために頭蓋内の断層撮影（ＭＲＩなど）を依頼すべきです。

このようにして、これまでに眼科外来で、本人も全く気づかなかった脳腫瘍の患者を多く発見していますし、視野異常から脳内の腫瘍を早期発見できて、命が助かった症例を多く経験しています。

そして困ったことに、脳内の異常であるのに、他院にて視野障害に対して緑内障と誤診され、放置されている症例を多く見るのです。これは患者の命に関わる問題であり、注意が必要です。

緑内障と診断されていたが、頭蓋内の腫瘤性病変だった例

40歳代のまだ若い患者さんの例です。すでに大学病院や総合病院にて緑内障と白内障と診断を受けていました。さらに、右目は炎症所見があるということで、点滴などでステロイド剤を投与されていましたが、視力はどんどん落ちていました。強度近視と強い乱視もありますが、右の裸眼視力は０・０２で、矯正視力は０・５が最大で、視野狭窄も強かったのです。

目の状況が改善しないので、深作眼科に来院しました。たしかに、強度近視と緑内障所見も見られて、右目は緑内障で障害される伝達系の神経細胞のＧＣＣ（網膜神経節細胞複合

体）の障害が見られました。両眼の眼圧はやや高く、さらに水の流れ道である隅角の線維柱帯には色素細胞が多く見られ、炎症性の緑内障があるのは確かでした。

さらには白内障も合併していて視力は低下していました。右目のハンフリー精密視野計計測では、顕著な視野欠損を認めました。また眼内の炎症タンパクを測定するレーザーフレアーメーター測定でも、眼内炎症が強くありました。

つまりこの方の右目には、硝子体炎症が強いブドウ膜炎があり、炎症性の影響もある緑内障の治療は急務でもありました。ブドウ膜炎の場合、硝子体手術によって炎症物質を除去できるだけでなく、目の中への消炎剤の移行が良くなりますので、ブドウ膜炎の早期硝子体手術は先進国では重要な方法となっています。また左目は白内障と軽度緑内障でした。

こうして、右目は白内障手術と硝子体手術を同時に施行し、視力も1・0と改善しました。炎症と緑内障所見の少ない左目の白内障手術には、多焦点レンズの移植術を施行し、裸眼視力で1・2となり、近くから中間、さらに遠方と途切れなく裸眼で全てが見えるようになったと患者は喜んだのです。

しかしその後に、両眼圧は正常に下がったのにもかかわらず、右目だけ視野狭窄が進んできました。

眼圧コントロールが比較的よくできている状態でありましたが、視野検査をしますと、左目に比較して、右目にかなりの視野狭窄が現れていました（図56、上）。私のように非常に多くの緑内障患者の目を診た経験を持つ眼科医にとっては、視神経乳頭の観察で緑内障の視野異常は経験的に想像できます。

しかしながらこの患者さんの場合は、緑内障による視神経の陥凹所見と比べて、明らかに右目の視野異常が重症でおかしいと気づいたのです。先ほども申しましたように、多くの脳内腫瘍を視野異常から見つけた経験を持つ私にとっては、患者の頭蓋内に何か変化があるに違いないと感じたのです。

さらに、右目の突出まで出現してきました。これにより、右目の視野障害は緑内障によるものというよりも、むしろ頭蓋内の眼球視神経周囲や脳内に異常があり、視野狭窄が起きているのではないかと強く疑いました。

今一度、両眼の視野欠損を比較しますと、左目の視野欠損はほとんどなく（図56、下）、右目だけに広い視野欠損が認められます（図56、上）。このことからも、通常は両眼性に視野異常を生じる緑内障とは違う疾患である、と思われたのです。

多くの眼科では、視野障害があるとすぐに緑内障であると考えることが多いのですが、多くの経験を持つ上級眼科外科医であれば、他の疾患の可能性を追求すべきだ、ということを強調したいと思います。

図56では、右側の半盲と周辺部分の視野狭窄が見られます。これは図55を参考にすると、図の中のAでいえば、右の半盲、つまり右目の鼻側網膜に伸びる視神経機能障害と、耳側の一部の視神経障害があると推測ができたのです。

また、眼内の視神経乳頭の障害での乳頭陥凹も、右目の視神経乳頭陥凹がより強く、かつOCT（光干渉断層撮影）でのGCC（網膜神経節細胞複合体）の障害も、右目が強く出ているのでした。これにより、右目の視神経障害が強くて、眼球外から視交叉までの伝達系神経の視神経障害が強いのだろう、と推測できたのです。

さらに、これを確かめるべく、頭蓋内のMRI（Magnetic Resonance Imaging、磁気共鳴画像診断）撮影が必要と判断しました。じつはこの患者に、頭蓋内の検査が必要だと述べたところ、患者はすでに他院で頭部のMRI撮影をしていたことが分かりました。大学病院では緑内障だと言われただけだとか、別の総合病院では副鼻腔《ふくびくう》の炎症だと言われていたことなども分かりました。

このような症例の場合にはやはり、視野異常の特徴から見て、頭蓋内のどのあたりに異常

図56　40代の患者の視野検査の結果

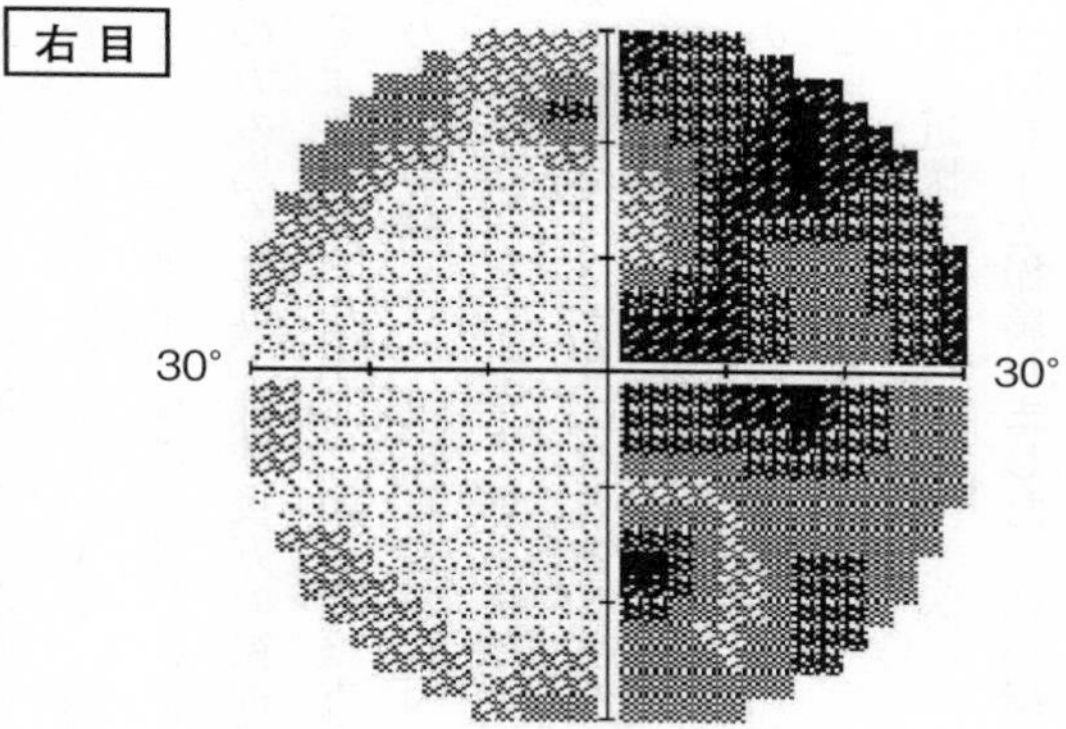

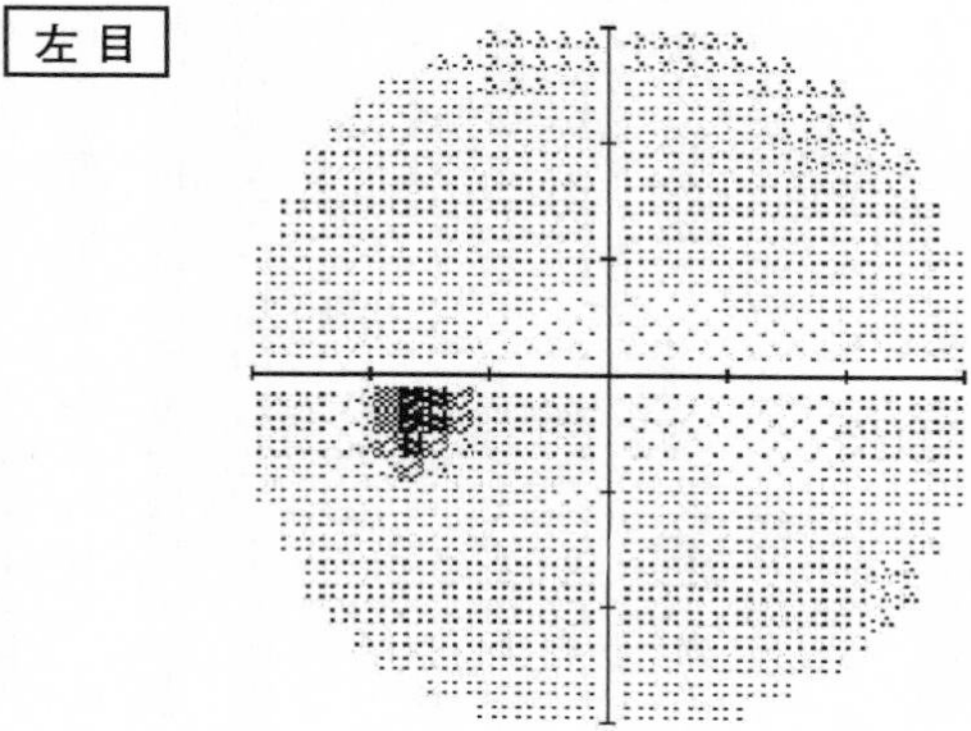

（上）：右目は図上の黒い部分が多いことで、著しい視野障害があることが分かる。右半盲らしきものと周辺部分の障害もある。
（下）：左目は右目に比べて視野異常が少ない。

があり、どの程度の範囲にあるかという大体の診断を加えて、放射線科の医師にMRIなどの検査を依頼すべきだと思います。眼科での精密視野検査異常を解析して、眼科から脳外科に、どこそこの部位の異常が疑われます、と特定部位の精密検査を依頼すべきなのです。

この方の場合には、眼球後方の視神経周囲から視交叉に集中した、より精密なMRI検査をするように指示を出して頭蓋内検査をするべきだ、とお勧めしました。

この方の場合には、視野障害の原因が眼内ではほぼないこと、さらに、眼球の外だが視交叉を一部含み、主にその手前の障害である、と推測できました。先ほども少し触れましたが、図55でいえば、A＋Bに相当する眼外の視神経が障害されている状況と分かります。おそらく、右眼球外で視交叉までの部分で、一部視交叉部分を含む腫瘤性《しゅりゅうせい》病変の存在をうかがわせたのです。この特に必要な検査依頼部位を特定して、視野欠損の視野像とともに紹介状を持たせました。

幸い、近医で優秀な診断開業医のいるMRI検査センターがあり、この脳神経外科医に依頼してMRIを撮影しました。私が指摘した異常があるだろうと思われる部位を、拡大して撮影したためもあり、非常に珍しい形ですが、眼球後部に腫瘤性病変らしい映像が見つかりました（右目のMRI、図57）。視神経が入る細長い骨である視束管《しそくかん》から海綿静脈洞《かいめんじょうみゃくどう》、さ

図57　40代の患者の頭蓋内のMRI像

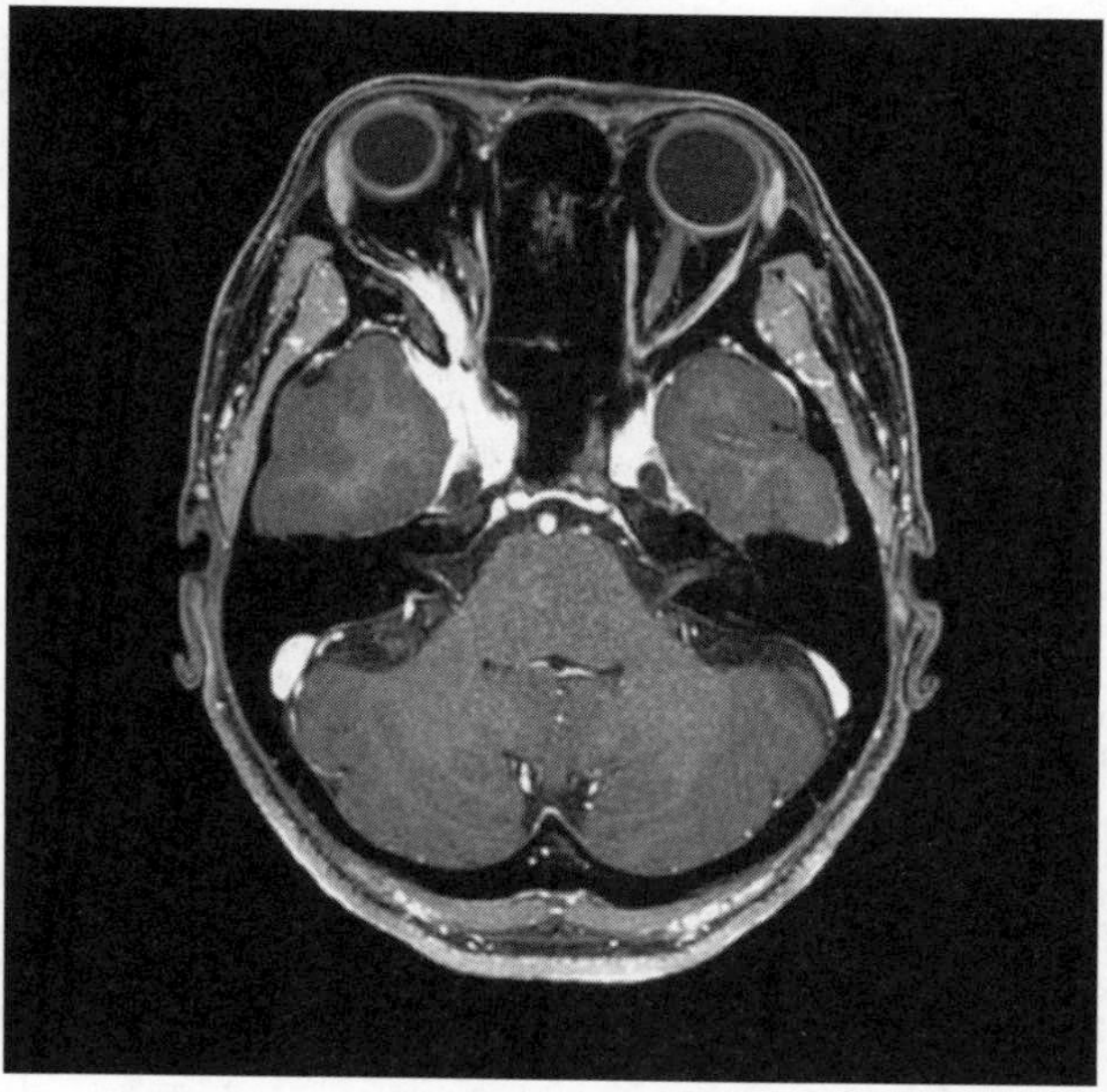

下から見たＭＲＩ像。図55（P273）の模式図は上から見た図であるが、ＭＲＩでは下から見ているため、左右が逆になっていることに注意。左側が右目の病変。眼球の後ろから視交叉にかけて、腫瘤性病変像らしいものが白く写っている。

らには右中頭蓋窩《ちゅうずがいか》前面に病変が広がっています。そして右視束管の圧迫が見られます。これは視野異常に重要な所見です。

左の視神経がストレートで、圧迫がほぼないのに、右の視神経は右眼窩《がんか》外側から圧迫があり、視神経が内側へと歪《ゆが》んでいるのが分かります。神経は圧迫に弱く、これにより視神経障害による視野欠損が現れていると想像できます。

ＭＲＩ画像は下から見たイメージですので、図55（上から見た模式図）とは左右が逆になります。図57のＭＲＩを見ると、左側、つまり下から見た右目の外から視交叉にかけて、白く写る腫瘤性病変像が見られます。画像からすると、リンパ腫や髄膜腫《ずいまくしゅ》や肉芽腫《にくげしゅ》などであろうと思われました。

このように、視野像から判断したときに、右目の眼外で視交叉の手前にまで伸びる腫瘤性病変である、と推測した通りの視神経周囲の腫瘍像がＭＲＩで見つかったのです。

視野障害は緑内障と誤解されやすいのですが、このような特徴的な視野障害では、眼球から後ろの頭蓋内の異常であることもあり、かなりの確率で視野障害から病巣の場所が推測できるのです。

この方のように、他の大学病院や総合病院でのＭＲＩ検査によって、緑内障だけだとか、副鼻腔の炎症だと診断されたなどとの患者さんからの情報を聞いても、実際に担当医自らが画像を見て診断することは重要です。眼科外科医は、目の異常に現れる全身の異常についても知っておくことは重要なのです。

この患者さんはまだ年齢が若いのですが、進行も遅かったため、リンパ腫や髄膜腫などではないかと疑いました。この後は、脳外科などで生検が必要かとは思います。幸い進行が遅いので、時間的にはまだ余裕があるようです。しかし、大事に至る前に根本的な正しい治療を受けることができるのがなによりです。

眼科外科医と脳外科医の両方にまたがる領域はじつはかなり広いのです。しっかりと経過観察をして、患者さんの良い視力を維持し、全身も守るために全力を尽くそうと改めて思った次第です。

日常的に、深作眼科での診察で、多くの視野異常を診ています。緑内障を数万件も診ている立場の医師としては、視神経乳頭の異常と視野異常が一致しないとか、もっと特徴的な半盲や4分の1半盲が出ていれば、頭蓋内の腫瘍があるのではないかと疑い、早期診断ができますし、しなければなりません。視野異常発見から、頭蓋内のＭＲＩ撮影をして、脳腫瘍などを早期発見した例が、私の経験ではたくさんあります。

眼科は何も目だけを見ているのではありません。目の症状として現れる全身的な異常についても常に注意を払っているのです。

糖尿病による視野障害

眼科で他の病気が発見される例は多くあります。最も多いのは糖尿病です。見え方がおかしいと来院した患者の眼底を診て、眼底出血や増殖膜が張っているのが見えると、典型的な糖尿病性網膜症と診断し、患者に「糖尿病ですね」とお話しします。でもそうした患者のうち半分ほどは、「いいえ、自分は糖尿病ではないです」と返答します。じつは糖尿病患者の多くは、病気への自覚がないのです。これは緑内障に似ています。

さらに緑内障と似ている点ですが、糖尿病は血流障害をきたす血管病であるということです。血管が詰まって出血が起き、放置すれば出血の炎症反応で増殖膜がどんどん増えます。最後は増殖膜による牽引《けんいん》で網膜剥離《もうまくはくり》となるのです。

網膜剥離となれば、当然、剥《は》がれた場所が視野障害となって見えない部分ができます。緑内障も末期になるまで気づかないのですが、糖尿病もかなり悪くならないと分からないことも多いのです。

糖尿病性網膜症では多くの血管が詰まって、新生血管が生えてくることは述べました。そして、この新生血管が隅角に張ってくると、膜を張り眼圧を上昇させます。非常に治療の難しい新生血管緑内障となるのです。

緑内障の新しい考え方については何度も述べてきました。これでお分かりになると思いますが、緑内障の本質は、かなりの部分で血管病である面があると考えています。そう考えてきますと、本質が血管病である糖尿病と重なる部分があるのですね。ですから、糖尿病が悪い方は、緑内障になる可能性が圧倒的に高いことが分かります。

網膜静脈閉塞による視野障害

血栓などが飛び、網膜静脈が閉塞する症例は結構あります。最も多いのが網膜分枝《ぶんし》静脈閉塞症です。これは網膜の太い静脈が１本や２本、閉塞します。閉塞した網膜の場所には行き場がなくなった静脈血が溜まり、静脈が破れて出血します。その部分は視機能が障害されますので、当然に視野障害となります。行き場のなくなった血液成分が溜まって、単なる視野障害だけではなく、視力低下も起きます。

これに対して、しばしば最初からレーザー照射を行う医師がいます。でも、ちょっと待ってください。最初からレーザーを打つと、そこで固定して視力が出なくなります。最初は視力も0・1ほどですので、そんな低い視力で固定されてしまうのです。

ですから、最初にレーザーを打っては駄目です。まずは抗血管内皮増殖因子抗体（抗VEGF抗体）の硝子体内注射によって、無血管野の新生血管を抑え込み、網膜の浮腫を取ります。6回ほどの抗VEGF抗体（アヴァスチンなど）注射で網膜は安定化してきて、視力も1・0ほどと良くなります。

そして視力が回復すれば、網膜レーザー光凝固術で視力の安定化を図ってもよいのです。これはまた、血管新生緑内障発症の予防にもなります。

網膜剥離での視野障害

第1章で説明しましたが、網膜はカメラのフィルムやセンサーのように映像を映し出すものです。水晶体というレンズで映像が反転するので、網膜への映像は左右と上下が逆転します。網膜は10層による組織でできています。その一番奥の網膜色素上皮層と、他の9層の神経網膜は、発生学的に異なるので、この間がはがれやすく、網膜剥離になるのです。

網膜がはがれますと、下の血管層の脈絡膜からの酸素や栄養が途絶えますので、網膜の光を電気反応に変えて電気信号を伝える機能がなくなってきます。つまり、見えない暗点として視野障害が起きます。

映像は左右と上下が反転しますので、網膜の下の方がはがれてきますと、視界では上の方から暗いカーテンが下りるように、見えない部分の視野障害が起きます。緑内障とは違い、視野障害が早く進行するのです。

ただし、片目だけの網膜剥離ですと、両眼で見ているため気づかない方も多いのです。特に男性は化粧をしませんし、のんびりしているからなのか、半年以上も片目が網膜剥離になっているのに気づかない方も多いのです。

一方で女性は、目の化粧などをしますので、片目ずつで見る機会が多く、片方の網膜剥離に比較的早く気づきます。

男性の場合は、網膜剥離よりも進行の遅い緑内障での視野障害には、もっと長期間気づかないことがあります。朝起きたら、まずは右目で見て、次に左目で見て、というふうに、片目ずつ見え方のチェックをする習慣を必ずつけてください。早期発見、早期治療が何よりも重要です。

網膜色素変性症の視野障害

第3章ですでに少し触れましたが、「網膜色素変性症」は、視細胞である錐体細胞や桿体細胞の異常です。視野狭窄が顕著に出てきます。

ところで、日本の眼科教科書には「網膜色素変性症は治療法がない」とありますが、これは全く間違っています。世界共通語である英語で書かれた定評のある本では、多くの治療法がすでに紹介されています。

私自身は網膜色素変性症の患者を数千人治療してきました。早期発見できれば、生涯にわたって視力を保てる可能性が大きいので、あきらめることなく、早期発見、早期治療に努めてください。そもそも治療法がないなどと1行書いて放置するなどは、無責任な話です。患者の立場でいえば、治療法がないと言われたために、何の予防も治療もしないで無為に過ごしてしまうのです。

そして、目の症状がどんどん進行して、もはや治療不可能に近くなってから、じつは治療ができるとの評判を聞いて、深作眼科に来院する患者が多いのです。治療法があると知っていれば、いたずらに放置して悪化させることもないのですが……。

この病気へも、早期発見、早期治療が最大原則です。

そもそもこの病気の本当の病名は、「Retinitis Pigmentosa」といいます。日本語訳でいえば、「色素性網膜炎」とでも訳すべきだったのです。網膜炎の全ての所見が起こります。つまり、網膜炎の治療だけを考えても治療可能といえます。

さらに、白内障や黄斑上膜、硝子体混濁《こんだく》、緑内障が合併します。視野障害が特徴的で、治療をしないと、どんどん視野が狭くなります。重症の緑内障と判断されることもあります。

本質的に違うのは、緑内障が電気信号の伝達路障害であるのに、網膜色素変性症は、光を電気に変える視細胞の障害であることです。

しかし同時に、水晶体のチン小帯がボロボロになり、水晶体が前に移動して、隅角が狭くなりがちです。この結果、眼圧も上がり、緑内障も併発します。

網膜色素変性症での視野障害が強くあるので、緑内障での視野障害が隠れてしまっているともいえます。

心因性での視野異常について

心因性の場合にも、独特な視野異常を来します。代表的な視野異常として、らせん状視野というものがあります。

ゴールドマン動的視野計という、指標を周囲から中心に向かって検者が動かして視野を測る方法で調べます。もともと心因性の患者は「物を見たくない」との無意識の思いがあります。このために、検査の途中で、指標の確認がどんどん悪くなり、ゴールドマン視野計では見える点がどんどん中央近くになり、視野が狭くなります。このため、らせん状の視野（らせん状に視野が狭くなっていく）となるのです（図58）。

さらに、もっと重症になり、見たくないという心因性の要素が強くなると、極端に視野が狭くなり、中央だけの視野である「求心性の視野狭窄」というものが出ることもあります。

もちろん、これらの視野異常は、視神経を直接診ても異常がないのに、おかしな視野狭窄が起きるために分かるのです。

とはいえ、明らかに重症の緑内障の目では、極端に狭い視野障害が起きることがあります

図58　心因性視野障害のらせん状視野

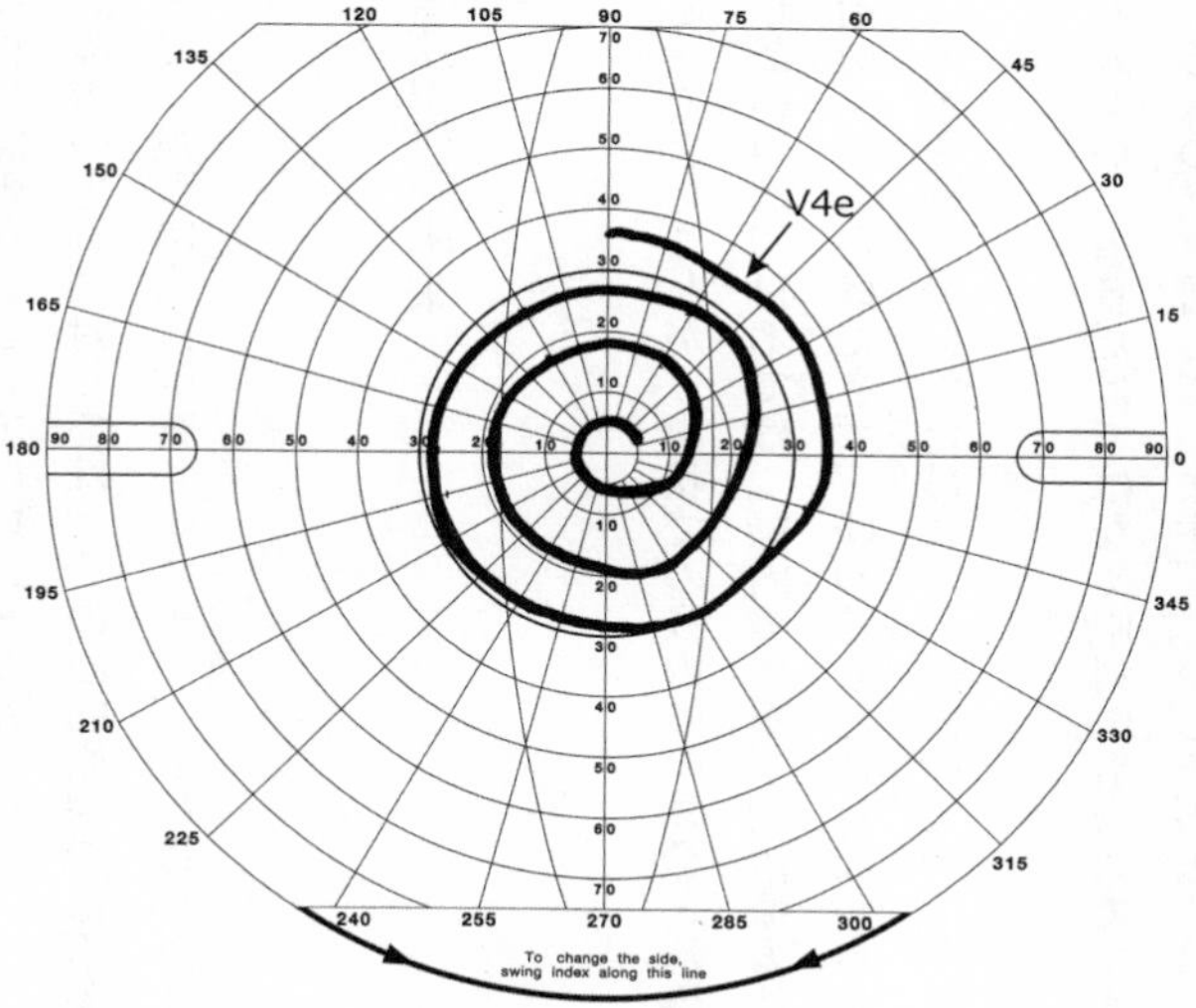

ゴールドマン動的視野計による検査。検査の過程で視野がどんどん狭くなっていくため、同じ感度の点をつないでできる「視野の島」ができず、らせん状に視野が狭くなっていく。

ので、安易に心因性視野障害などとしてはいけません。

また、心因性視野障害の患者に対しては、その心的原因である多くのストレスなどを取り除く治療をすることで、視野障害は改善しますので、心配はいりません。

(3) 緑内障治療の未来

本書でここまで述べてきたことが、現状での緑内障の知識と治療法といえます。

あらためて強調したいのは、日本では「緑内障の根本的治療方法はなく、点眼治療で進行は遅くできるが、治癒することはできず、ゆっくりと進みながら失明する」と信じられていることです。でもこの本を読んでいただければ、緑内障での失明は防げることであるとお分かりでしょう。

また、ほとんどの方々が、患者だけではなく眼科医も含めてですが、緑内障の原因を眼圧が高くなることによるものだと信じています。しかしその眼圧は、ドイツの少数の患者で測定した、圧平眼圧計の値を使っているにすぎないのです。日本人での研究値ではないのです。多くの眼科医が、角膜が薄いと眼圧が低く測定されることさえ知らないのです。

こんな状況で、眼圧が○○ですから緑内障です、とか、緑内障ではないです、などと診断しているのです。緑内障の本質を無視した診断ですので、それをもとに治療などできるわけがないのです。

しかも最近、より明らかになってきたのは、高い眼圧が主な原因の緑内障は、全体の3割ほどだということです。たしかに緑内障の原因としては、「眼圧」が大いなる原因ではありますが、それとともに、視神経に栄養や酸素を供給する「血流」の異常が原因のかなりの部分であり、また、強度近視などで眼球が伸びる時に視神経が「機械的圧迫」を受けるのも原因である、と私は長年のあいだ述べ続けてきました。

日本の緑内障治療の現状が、眼圧のコントロールのための手術さえできないのであれば、失明しかねないばかりでなく、他の要因である血流障害を改善するための治療もしないようであれば、視神経を救うことなどできないのです。

今回述べたナイアシン（ビタミンB３）の大量摂取による血流改善治療方法を、私は2年ほど前から末期の緑内障患者に積極的に行うようになりました。さらに、Lアルギニンと、

Lシトルリンでの一酸化窒素による血流増加治療も行うようになりました。すると、従来の医学的知識である「失われた視神経機能は二度と回復しない」との医学常識が、じつは間違っていたことが分かりました。現実に私の患者で失われた視機能が改善する症例が多く出るようになったからです。

このように、緑内障の治療ではあきらめてはいけないのです。ただしもちろん、できるだけ早く緑内障の治療を開始すべきです。しかし、どんな状況でも、決してあきらめることなく、正しい緑内障治療をできるだけ早く開始することで、緑内障があっても生涯にわたって視機能を保てることを知っておいてください。

深作秀春（ふかさくひではる）

1953年神奈川県生まれ。運輸省航空大学校を経て、国立滋賀医科大学卒業。横浜市立大学附属病院、昭和大学藤が丘病院などを経て、'88年深作眼科を開院。眼科専門医。米・独などで研鑽を積み、世界的に著名な眼科外科医に。白内障や緑内障などの近代的手術法を開発。米国白内障屈折矯正手術学会（ASCRS）にて常任理事、眼科殿堂選考委員、学術賞審査委員、学会誌編集委員などを歴任。世界最高の眼科外科医を賞するクリチンガー・アワード受賞。ASCRS最高賞を20回受賞。深作眼科は日本最大級の眼科として知られ、20万件以上の手術を経験。画家でもあり個展を多数開催。多摩美術大学大学院修了。日本美術家連盟会員。著書に『視力を失わない生き方』（光文社新書）、『やってはいけない目の治療』（角川書店）など。

緑内障《りょくないしょう》の真実《しんじつ》

最高《さいこう》の眼科医《がんかい》が「謎《なぞ》と最新治療《さいしんちりょう》」に迫《せま》る

2022年6月30日初版1刷発行
2022年7月20日　2刷発行

著　者 ── 深作秀春
発行者 ── 三宅貴久
装　幀 ── アラン・チャン
印刷所 ── 萩原印刷
製本所 ── ナショナル製本
発行所 ── 株式会社光文社
東京都文京区音羽1-16-6（〒112-8011）
https://www.kobunsha.com/
電　話 ── 編集部03(5395)8289　書籍販売部03(5395)8116
業務部03(5395)8125
メール ── sinsyo@kobunsha.com

 ISBN 978-4-334-04614-9

光文社新書

1203
金融DX、銀行は生き残れるのか
遠藤正之
いま銀行ITで何が起きているのか。銀行は、この社会に、この時代に本当に必要なのか。メガバンクで三十二年半勤務した著者が現状を分析し、日本の金融サービスの未来を考える。
978-4-334-04612-5

1204
GHQは日本人の戦争観を変えたか
「ウォー・ギルト」をめぐる攻防
賀茂道子
GHQ民間情報教育局(CIE)の政策やそれに対する日本側の抵抗・協力の動きを検証し、占領期以降の日本人は「戦争の罪」をどのように理解していったのか、日米の心理を明らかにする。
978-4-334-04613-2

1205
緑内障の真実
最高の眼科医が「謎と最新治療」に迫る
深作秀春
失明原因第一位の緑内障。眼圧だけでなく視神経への血流不足や圧迫等も原因とされる。世界最高レベルの眼科外科医が、正しい知識とあきらめないための最新の治療法を丁寧に解説。
978-4-334-04614-9

1206
無国籍と複数国籍
あなたは「ナニジン」ですか?
陳天璽
自ら「無国籍者」として人生の大半を過ごしてきた著者が当事者に焦点をあて、国・国籍・国境を問い直す。トランスナショナルな時代に考えたい「人類社会がこれから向かうべき道」。
978-4-334-04615-6

1207
データ管理は私たちを幸福にするか?
自己追跡《セルフトラッキング》の倫理学
堀内進之介
スマホなどを通じた利己的な自己管理はどのように利他や社会へと接続可能か。リスクを検討しつつも「人文的な」批判に終始せず、慎重で開放的なスタンスから改革を提言する。
978-4-334-04579-1